Votre épicerie au goût du cœur

La façon santé d'acheter

Ramona Josephson

Infirmière et diététiste diplômée

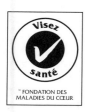

ÉDITIONS DU TRÉCARRÉ

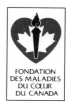

L'édition originale de cet ouvrage a paru en anglais sous le titre :
The HeartSmart™ Shopper– Nutrition on the Run

© Fondation des maladies du cœur du Canada et Ramona Josephson

Éditeur original : Douglas & McIntyre

Traduction : Raymond Roy
Illustrations : Michela Sorrentino Design
Couverture et mise en pages : Design Geist

© Éditions du Trécarré 1997 pour l'édition française

ISBN 2-89249-468-0

Dépôt légal, 1998
Bibliothèque nationale du Québec
Imprimé au Canada

Éditions du Trécarré
Saint-Laurent (Québec) Canada

Sommaire

Avant-propos

À titre de présidente du Comité national pour la promotion de la santé de la Fondation des maladies du cœur du Canada, j'ai l'immense plaisir de participer aux activités de promotion de la Fondation qui visent à mettre en lumière la relation entre la nutrition et la santé des Canadiens. Le dynamisme de la Fondation dans ce domaine est notoire et s'est manifesté par des recherches menées depuis le début des années 80, par la publication des nombreux livres de recettes, par des programmes visant les restaurants, des cours de cuisine, des vidéos et de nombreux dépliants éducatifs.

La Fondation des maladies du cœur est sur le point de lancer son programme **Visez santé**, qui doit changer pour toujours la façon dont les Canadiens désireux de manger sainement choisiront leurs aliments. Le programme **Visez santé**, élaboré et administré par la Fondation des maladies du cœur, est une initiative sans but lucratif d'étiquetage des aliments par laquelle les producteurs d'aliments acceptent de soumettre leurs produits et leurs préparations à une analyse effectuée conformément à des normes convenues. Si un aliment satisfait aux normes du programme, le fabricant aura le privilège d'apposer le logo **Visez santé** sur son produit, logo qui sera accompagné d'information nutritionnelle et d'un message utile au consommateur.

Cela fait des années que les consommateurs canadiens tentent d'appliquer les principes du *Guide alimentaire canadien pour manger sainement* quand ils font leurs emplettes à l'épicerie. Le programme **Visez santé**, destiné à s'appliquer à une gamme étendue d'aliments, conférera un poids nouveau à ces principes nutritionnels et leur donnera vie sur l'emballage même du produit.

Dans son livre pratique et imaginatif, Ramona Josephson manifeste sa compréhension pour les vies trépidantes et très occupées que bon nombre d'entre nous menons. Conjointement au programme **Visez santé**, *Votre épicerie au goût du cœur* vous permettra de faire des choix éclairés au supermarché. L'ouvrage est agrémenté d'icônes et de repères visuels simples, qui correspondent au souhait exprimé par tellement de Canadiens : disposer d'un outil qui les aiderait à faire leur épicerie de manière plus judicieuse. Après cette lecture, je suis persuadée que vous verrez votre chariot d'épicerie sous un jour tout à fait nouveau !

Bretta Maloff, M.Ed., R.D.
Présidente bénévole
Comité national pour la promotion de la santé

Préface

Au cours des quarante dernières années, et grâce à l'appui du public, la Fondation des maladies du cœur du Canada a été en mesure de jouer un rôle de chef de file en recherche sur les maladies du cœur et les accidents vasculaires cérébraux au pays. Afin d'améliorer la qualité de vie pour les patients, pour les personnes à risque et pour le public en général, la Fondation est à l'origine d'un grand nombre d'initiatives et de programmes conçus pour vous aider à faire des choix éclairés dans les questions relatives à la santé.

Nous savons que de petits changements au niveau quotidien peuvent avoir un impact positif considérable sur votre état de santé, mais nous comprenons aussi qu'il est parfois difficile de savoir par où commencer. L'ouvrage *Votre épicerie au goût du cœur – La façon santé d'acheter* aborde la question sous un angle des plus pratiques : le choix des aliments au supermarché. L'auteure et nutritionniste Ramona Josephson fonde son ouvrage sur les principes mis de l'avant par le *Guide alimentaire canadien pour manger sainement* et amène le lecteur à se servir de son chariot d'épicerie à la manière d'un baromètre nutritionnel. Les illustrations du livre traduisent les principes de la saine nutrition en des éléments d'information percutants. Les lignes directrices relatives au budget gras, qui reviennent partout dans le livre, s'appuient sur une mesure familière, à savoir la bonne vieille cuillerée à thé, image qui facilite plus que jamais le choix d'aliments sains.

De plus, *Votre épicerie au goût du cœur* pose un autre jalon dans l'histoire de la Fondation : il souligne en effet le lancement du nouveau programme d'information nutritionnelle **Visez santé**. À mesure que ce programme s'étendra à une gamme de plus en plus étendue de produits, le logo **Visez santé** apposé sur les aliments deviendra un guide concret pour les consommateurs soucieux de leur santé. Ce programme sans but lucratif est élaboré et administré par la Fondation des maladies du cœur du Canada.

Un voyage fascinant au pays de la nutrition est sur le point de débuter, et nous sommes heureux que vous nous teniez compagnie !

Gary Sutherland

Gary Sutherland
Président bénévole
Fondation des maladies du cœur du Canada

Le programme Visez santé

Depuis ses débuts il y a quarante ans, la Fondation des maladies du cœur du Canada, avec d'autres organisations analogues ailleurs dans le monde, s'est appliquée à mettre les résultats de la recherche en pratique et à inciter les gens à adopter un mode de vie sain, notamment en ce qui a trait à l'alimentation. Grâce à son programme Cœur atout, la Fondation travaille depuis longtemps à la prise de conscience de la relation entre la nutrition et les facteurs de risques de maladies du cœur et d'accidents vasculaires cérébraux. Au cours des huit dernières années, les nombreux livres de cuisine de la Fondation se sont vendus à plus de 1,5 million d'exemplaires !

La Fondation s'apprête maintenant à mettre en place son programme révolutionnaire **Visez santé**, une vaste entreprise d'information sur les aliments et la nutrition qui s'appuie sur la science des éléments nutritifs nécessaires à la santé globale. En tant qu'initiative sans but lucratif de la Fondation des maladies du cœur du Canada, le programme sera administré indépendamment de l'industrie alimentaire.

Le programme **Visez santé** a été mis sur pied à titre d'initiative autonome ; la récupération des coûts se fera automatiquement sur la base des contributions des fabricants participants. Le programme a été élaboré à la demande des consommateurs canadiens qui souhaitaient obtenir davantage d'information sur les aliments. Les enquêtes démontrent que la majorité d'entre eux s'intéressent de près à ce qu'eux et les membres de leur famille mangent. Plus de la moitié se disent très intéressés. Les Canadiens sont d'avis que la nutrition et les habitudes alimentaires sont des facteurs déterminants dans la santé. Selon une étude menée en 1995 par le Conseil canadien de la distribution alimentaire et par le Food Marketing Institute, un consommateur sur cinq a déjà modifié ses habitudes alimentaires suite à des préoccupations d'ordre nutritionnel.

Dans une autre étude menée en 1997 par la Fondation des maladies du cœur, 83 % des consommateurs estiment que l'étiquette des aliments est l'endroit où ils aimeraient puiser de l'information sur les saines habitudes alimentaires. Ces mêmes consommateurs ont désigné l'étiquetage des aliments comme l'une des trois principales priorités de l'industrie alimentaire. Pourtant, le degré de satisfaction avec les éléments d'information donnés par les étiquettes a chuté depuis 1991. En 1996, une étude conduite par les Fabricants de produits alimentaires de consommation du Canada a permis de constater que les consommateurs éprouvaient de réelles difficultés à lire les étiquettes des produits et à comprendre les termes propres à la diététique. Avec les vies trépidantes et stressantes que nous menons, nous n'avons tout simplement plus le temps de lire des étiquettes complexes dans les supermarchés!

La Fondation des maladies du cœur du Canada s'appuie sur une longue tradition en tant que chef de file dans les questions nutritionnelles au pays. Maintenant, le programme **Visez santé** offrira aux Canadiens un outil supplémentaire et le soutien nécessaire pour faire des choix éclairés. Concrètement, le programme se présente sous forme de logo accompagné d'un message explicatif, combiné au panneau «information nutritionnelle» sur chacun des produits participants. Finie donc la confusion!

La National Heart Foundation d'Australie propose un tel programme depuis huit ans, tout comme l'a fait l'American Heart Association ces deux dernières années. Ces deux initiatives ont connu un immense retentissement aussi bien auprès des consommateurs qu'auprès des gens de l'industrie. Ici au Canada, le programme **Visez santé** de la Fondation des maladies du cœur est élaboré sous la direction d'un Comité d'experts en consultation avec les autorités du gouvernement fédéral et d'un certain nombre d'instances nationales qui ont des intérêts dans les questions nutritionnelles.

Au centre du programme **Visez santé** se trouve la saine alimentation (entendue au sens général et non seulement du point de vue de la santé cardiaque) considérée dans le cadre du régime alimentaire global (et non sur la base de produits pris isolément). Les critères nutritionnels mis de l'avant par le programme sont conformes à ceux proposés par le *Guide alimentaire canadien pour manger sainement* et s'appuient sur les principes centraux de la santé globale, à savoir la notion selon laquelle tous les aliments peuvent trouver leur place dans une saine alimentation.

Ce programme est mené sur une base volontaire. Les fabricants soumettent leurs produits pour étude en regard des critères nutritionnels reconnus pour les différentes catégories d'aliments. La teneur en matières grasses, fibres alimentaires, calcium, glucides, sodium, vitamines et minéraux d'un produit donné est déterminée selon les règles. Si l'aliment répond aux normes établies et si son fabricant demande qu'il soit inclus dans le programme, ce dernier reçoit une approbation, remet sa cotisation à la Fondation des maladies du cœur et se voit accorder le droit d'inscrire le logo et le message **Visez santé** sur l'emballage de son produit. Pour asseoir la crédibilité du programme, des tests au hasard seront effectués sur les produits participants par des instances indépendantes.

Étant donné le caractère volontaire et progressif du programme, quelques années s'écouleront peut-être avant que **Visez santé** ne devienne un guide complet en matière de choix alimentaires. À mesure que le programme prendra de l'ampleur et qu'il en viendra à inclure davantage de participants et de catégories de produits, la Fondation des maladies du cœur du Canada investira dans une vaste initiative de promotion de la santé et de la recherche en nutrition, avec comme but précis que les Canadiens prennent conscience de l'impact des choix alimentaires sages et d'une saine alimentation en général. Surveillez l'apparition du programme **Visez santé** dans les mois qui viennent.

La Fondation des maladies du cœur du Canada

Remerciements de l'auteure

Le métier de diététiste et de consultante en nutrition ne va pas sans risques ! Je me vois assaillie de questions sur l'alimentation dans des lieux qui dépassent largement le cadre de ma pratique : au gymnase, au supermarché, auprès des médias. Cependant, ces questions tiennent mon esprit en éveil, et j'apprends de la sorte à connaître ce qui préoccupe les gens.

Votre épicerie au goût du cœur a été écrit avec l'amour et le soutien de mon mari, Ken Karasick, et de mes enfants adolescents qui m'ont encouragée à « écrire tout simplement comme je leur parlais ! » Je suis ravie quand mon fils Marc demande au souper : « Où sont les légumes, maman ? » ou quand ma fille, Jaclyn, dit, en buvant son lait : « pour mes os, maman ». Je me rends compte que mon message passe.

J'aimerais remercier les personnes suivantes qui ont apporté leur expérience, leur enthousiasme et leur créativité au présent ouvrage. De la Fondation des maladies du cœur du Canada : Doug McQuarrie, directeur de la promotion de la santé ; Carol Dombrow, diététiste ; tout le personnel du Comité d'experts. De la Fondation des maladies du cœur de la Colombie-Britannique et du Yukon : Richard Rees, directeur général ; Fiona Ahrens, directrice du marketing et des communications ; Ursula Fradera et Heather Preece, diététistes. Mon équipe créative comprenait : Angela Murrills, qui m'a aidée à la rédaction ; Michela Sorrentino aux illustrations ; Sigrid Albert, Gabi Proctor et Catherine Jordan, concepteurs de la couverture et du design du livre ; Elizabeth Wilson à la correction du texte. Ce livre reflète l'esprit et l'inspiration qui ont présidé à sa création : plaisir, esprit d'équipe et convivialité.

Le groupe le plus exigeant est constitué de mes pairs, et j'ai mis le mien à contribution, demandant à plusieurs collègues de relire certaines parties ou l'ensemble de ce livre. Je tiens donc à exprimer ma reconnaissance envers mes consœurs pour leur analyse détaillée du contenu : Carol Dombrow, Bretta Maloff, consultantes auprès de la Fondation des maladies du cœur du Canada ; Frances Johnson et Shauna Ratner (programme Santé du cœur, St. Paul's Hospital) ; Donna Forsyth (Centre de la santé pour enfants et pour femmes de la Colombie-Britannique) et Susan Firus, responsable d'un programme de consultation nutritionnelle par téléphone en Colombie-Britannique.

INTRODUCTION

Manger vite et bien

Décidément, nous vivons dans un monde qui nous place devant trop de choix! Tellement de produits attrayants qui nous lancent «achète-moi». Nous sommes tous, pour la plupart, bien disposés à faire attention à notre alimentation, mais comment faire des choix éclairés quand on est à la course?

Cet ouvrage vous enseignera une nouvelle façon de remplir votre chariot d'épicerie, en suivant un concept si simple qu'une fois assimilé il deviendra un réflexe quand vous irez à l'épicerie. Vous découvrirez un système de symboles visuels, qui illustrent l'attitude Cœur atout, et des Trucs 4 étoiles, qui répondent aux questions que vous vous posez souvent et qui vous font des suggestions pour réaliser des économies. Ce système vous montrera comment gérer les matières grasses si facilement que vous pourrez finalement assumer vos choix. Enfin, j'apporterai vos emplettes judicieuses dans votre cuisine et vous montrerai comment préparer des repas simples. Pas de recettes compliquées, que des préparations savoureuses que vous pourrez adapter et à partir desquelles vous pourrez improviser.

En tant qu'éducatrice en nutrition et en questions de santé, j'ai toujours cherché des façons nouvelles d'aborder les questions parfois complexes de l'alimentation, et de les présenter sous un jour amusant, facile à comprendre et pratique.

La Fondation des maladies du cœur du Canada s'engage à tendre la main aux Canadiens et à les aider à faire des choix nutritionnels judicieux. Ma tâche a consisté à m'appuyer sur le meilleur de mon expérience, à m'attacher aux valeurs préconisées par le *Guide alimentaire canadien pour manger sainement* et à convertir des volumes de science nutritionnelle théorique en un message simple, facile à retenir.

La recherche prouve que consommer des aliments sains pour le cœur peut faire toute la différence sur le plan de la santé. Que vous soyez profane des questions nutritionnelles ou consommateur averti, ce petit livre aura peut-être été le meilleur investissement de votre vie.

Faire ses courses en suivant notre nouvelle méthode est si simple que cela deviendra une seconde nature chez vous. Faites confiance à votre jugement et apprenez à apprécier les aliments dans le cadre d'un régime équilibré.

Ramona Josephson

Infirmière diplômée, B. Sc., Hons. Dip. Ther. Diet.

VISER SANTÉ

Petit rappel des facteurs de risques des maladies cardiovasculaires.

V Valeurs de la tension artérielle Connaissez-vous les valeurs de votre tension artérielle ? L'hypertension artérielle et un taux de cholestérol élevé accroissent le risque de maladies cardiovasculaires et cérébro-vasculaires. Ils s'installent sournoisement et ne se font remarquer que lorsqu'il est trop tard. Ils peuvent être maîtrisés par des corrections apportées au mode de vie et éventuellement par la prise de médicaments.

I Intégrez l'activité physique Est-ce que vous bougez ? Une certaine dose d'activité physique donne des résultats positifs sur le plan de la santé. L'activité physique réduit le risque de maladies du cœur, abaisse la tension artérielle et le niveau de stress, vous aide à garder votre poids et vous procure une sensation de bien-être.

S Saine alimentation Est-ce que vous vous alimentez correctement ? L'obésité est un facteur de risque de maladies du cœur. La majorité des Canadiens consomment plus de matières grasses et moins de fibres alimentaires qu'il n'est souhaitable. Il n'en tient qu'à vous de faire des choix judicieux.

E Évitez de fumer Un fumeur qui consomme un paquet de cigarettes par jour court un risque deux fois plus élevé de contracter des maladies cardiaques ou cérébrovasculaires qu'un non-fumeur. Pensez parfois qu'une cigarette brûle pendant 12 minutes ; or, le fumeur ne passe que 30 secondes à inhaler de la fumée. Le reste du temps, des substances chimiques s'envolent dans l'air ambiant. On sait par ailleurs que plusieurs de ces substances causent le cancer. Les non-fumeurs écopent donc aussi. Si vous êtes fumeurs, pensez-y !

R Relaxez Avouons-le, notre mode de vie frénétique laisse beaucoup à désirer. Ce n'est pas le stress qui fait problème ; le stress fait partie de la vie moderne. C'est plutôt notre façon de réagir face à lui. Le stress mal géré est un facteur de risque de maladies du cœur. Alors, prenez donc le temps de respirer profondément et de vous détendre.

Visez santé chaque jour !

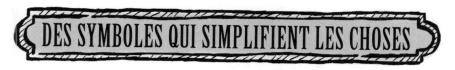

DES SYMBOLES QUI SIMPLIFIENT LES CHOSES

Ces symboles simples vous guident à travers la philosophie Cœur atout

Lire un livre sur la nutrition se compare à manger un repas de douze services sans faire de pause. Il y a de quoi attraper une indigestion ! C'est pourquoi j'ai fragmenté l'information en « bouchées » et que j'ai marqué les éléments d'information d'une icône (ou un symbole) qui s'incrustera dans la mémoire et qui vous facilitera la vie. Pris dans leur ensemble, ces symboles constituent une sorte de passeport pour une nutrition Cœur atout.

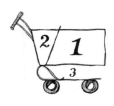

Voici le concept central de ce livre, la voie rapide vers une nutrition raisonnée. À partir de la page 7, vous apprendrez à diviser votre chariot d'épicerie en trois sections et à vous rappeler quels aliments vont dans chaque section. Une fois le principe saisi, vous prendrez plaisir à cet exercice. Au fur et à mesure que le programme Visez santé prendra de l'ampleur, il sera de plus en plus facile de faire des choix alimentaires éclairés, et vous deviendrez un consommateur averti jusqu'à la fin de vos jours.

Apprenez à acheter les vitamines et les minéraux en cherchant des aliments qui en sont riches.

Conseil Cœur atout Ce symbole présente des méthodes saines pour le cœur et simples pour modifier votre régime alimentaire habituel et pour le rendre conforme à l'attitude Cœur atout. Par « Cœur atout » nous faisons référence aux normes relatives aux matières grasses, aux fibres alimentaires et au sodium mises de l'avant par la Fondation des maladies du cœur et par le *Guide alimentaire canadien pour manger sainement*. Un Conseil Cœur atout tient toujours compte de ces normes et peut prendre la forme d'un conseil nutritionnel figurant directement dans le présent livre ou pointer vers une recette contenue dans l'un des fameux livres de cuisine déjà publiés par la Fondation des maladies du cœur :

Bonne table et bon cœur
Au goût du cœur
Cœur atout, simple comme tout
Nouvelles saveurs au goût du cœur
Cuisine chinoise au goût du cœur
Nutrition et hockey

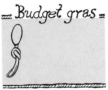

En pensant en matière de cuillerées à thé, vous apprendrez à voir clair dans les matières grasses quand vous faites vos courses au supermarché. Il suffit de vous rappeler qu'une cuillerée à thé de matières grasses équivaut à 5 grammes de gras.

Il s'agit de petits conseils faciles à appliquer dans la vie quotidienne et qui vous permettront d'améliorer votre alimentation. Ils feront de vous un expert !

Puisez ici des détails piquants sur les aliments que nous mangeons, les tendances nouvelles en matière d'alimentation et l'histoire de la nourriture. Vous aimerez partager ces connaissances avec vos amis et vos proches.

Vous avez des doutes sur tel ou tel point de nutrition ? Je me suis efforcée de répondre aux questions qui me sont le plus souvent adressées. Vous trouverez d'autres réponses en consultant l'Appendice ou en écrivant au bureau de la Fondation des maladies du cœur de votre région.

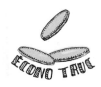

Vous trouverez sous ce symbole des conseils de frugalité rappelant ceux du bon vieux temps. Apprenez comment tirer le maximum de votre argent à l'épicerie en suivant des conseils éprouvés d'achat, d'entreposage et de cuisson des aliments. Il y a des économies à réaliser sur tous les fronts.

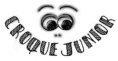

Des conseils simples sur des aliments que les enfants adorent et qui conviennent aux grandes personnes également.

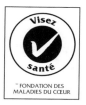

Ce programme d'information sans but lucratif, mis sur pied par la Fondation des maladies du cœur du Canada, facilitera la prise de décision dans le domaine alimentaire. Le logo Visez santé sur l'emballage d'un produit vous assure qu'il a été testé par un laboratoire indépendant selon des critères établis et en conformité des normes reconnues par l'industrie. Voir les détails à la page vi.

L'ABC DE LA NUTRITION

Organisez votre chariot d'épicerie selon les groupes d'aliments du Guide alimentaire canadien pour manger sainement

Dans les pages qui suivent, je vous enseignerai l'art de faire vos courses en respectant les règles d'une bonne alimentation.

Tout tourne autour d'une idée très simple: organiser le chariot d'épicerie selon les groupes d'aliments du *Guide alimentaire canadien pour manger sainement*. C'est tout! Cela a l'air trop simple? Poursuivez votre lecture et vous verrez.

Nutrition 101: un jeu d'enfant

Les aliments que nous consommons contiennent plus de 50 éléments nutritifs, qui ont tous un rôle important à jouer.

Le *Guide alimentaire canadien pour manger sainement* vous aide à voir clair là-dedans. Il a été conçu par des experts qui ont consacré des heures à parcourir la littérature scientifique pour être en mesure d'élaborer un régime qui nous aide à demeurer en santé. Le *Guide* regroupe les aliments qui contiennent des éléments nutritifs semblables mais non identiques et les dispose sur les différentes bandes d'un arc-en-ciel en fonction de l'importance qu'ils doivent avoir dans notre alimentation.

Selon le Guide alimentaire canadien pour manger sainement:

Le secret d'une bonne alimentation consiste à choisir des aliments à même chacun des groupes et à les consommer en quantités convenables.

- Choisissez davantage d'aliments provenant des deux bandes extérieures de l'arc-en-ciel, c'est-à-dire les produits céréaliers ainsi que les légumes et les fruits.
- Consommez moins d'aliments provenant des deux bandes intérieures de l'arc-en-ciel, soit les produits laitiers ainsi que les viandes et substituts.
- Soyez prudent quand vous choisissez des aliments qui ne figurent pas dans l'arc-en-ciel, c'est-à-dire les matières grasses, les huiles et aliments divers. Ces aliments ont leur place dans une saine alimentation, mais tout est question de modération, comme vous le savez déjà.

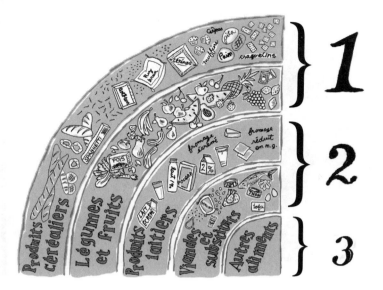

Voici
le Chariot d'épicerie au goût du cœur

L'image de l'arc-en-ciel est pratique, mais il est encore plus simple de se servir d'un guide alimentaire universel : le chariot d'épicerie. Vous voyez de tels chariots dans tous les magasins. Ce que je vous demande maintenant, c'est de le considérer d'un œil nouveau, afin qu'il soit devenu, à la fin du livre, votre guide en matière de choix nutritionnels. C'est aussi simple que ça.

Simple comme 1, 2, 3…

Votre chariot d'épicerie comporte trois sections :

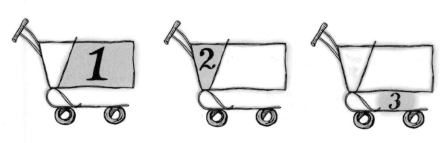

Laissez-vous guider par votre chariot

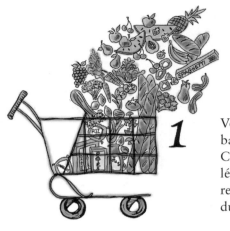

Voyez grand. Considérez les deux bandes extérieures de l'arc-en-ciel. Choisissez des produits céréaliers, des légumes et fruits en abondance et remplissez-en la section la plus grande du chariot.

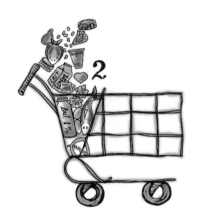

Voyez plus petit. Arrêtez-vous maintenant aux deux bandes intérieures de l'arc-en-ciel. Mettez les produits laitiers, viandes et substituts dans la section n° 2 du chariot. Soyez parcimonieux.

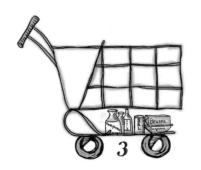

Pensez encore plus petit. Choisissez les matières grasses, huiles et produits « divers » avec soin, et placez-les dans cette petite section.

Nutrition 201

Pourquoi choisir une abondance de produits végétaux

- Les aliments provenant des plantes sont constitués pour la majeure partie de sucres complexes et de fibres, éléments nutritifs essentiels au bon fonctionnement de l'organisme.
- Les olives, avocats et noix de coco mis à part, les produits végétaux ne renferment que des quantités négligeables de matières grasses.
- Ils ne contiennent pas de cholestérol alimentaire.
- Ils regorgent de vitamines et de minéraux.

Alors, ne vous gênez pas ! Remplissez la grande section du chariot à volonté. Chargez-la de produits céréaliers riches en fibres, de pain, de légumes et de fruits.

Les végétaux constituent notre principale source de fibres alimentaires, et les experts nous recommandent d'augmenter la quantité de fibres dans notre alimentation. Les fibres favorisent la régularité intestinale et sont en mesure de prévenir certaines maladies de l'intestin. On leur prête également des vertus contre les maladies du cœur, le diabète et certains types de cancer. Apprenez-en plus à la page 34.

Pourquoi ne trouve-t-on pas de légumineuses dans cette section du chariot ?

On pourrait les y voir. Les légumineuses (haricots, lentilles et pois séchés) sont comparables aux autres végétaux. Elles sont faibles en matières grasses (à l'exception du soja), ne contiennent pas de cholestérol et sont riches en fibres alimentaires. Pas question alors de s'en priver ! Si le *Guide alimentaire canadien pour manger sainement* les range dans la même bande que les viandes et substituts, c'est qu'elles sont riches en protéines.

Les végétaux ne contiennent pas de cholestérol alimentaire. Le cholestérol ne se trouve que dans les cellules d'origine animale.

La viande ne contient pas de fibres alimentaires. Les fibres ne se trouvent que dans les cellules d'origine végétale.

Pourquoi consommer les produits animaux avec parcimonie

Les deux bandes intérieures de l'arc-en-ciel contiennent surtout des aliments qui proviennent directement ou indirectement des animaux et des fruits de mer. C'est dans ces bandes qu'on trouve les produits laitiers, la viande, le poisson et les fruits de mer. Ces aliments sont regroupés car ils ont en commun le fait de fournir des protéines. Beaucoup sont source de fer, présent sous une forme plus facilement absorbable par l'organisme que le fer provenant des végétaux, ainsi que de calcium, de zinc et de vitamine B_{12}.

Toutefois, tous ces aliments contiennent du cholestérol alimentaire et plusieurs renferment des matières grasses, dont souvent des gras saturés; or, nous devrions réduire les quantités de ces éléments dans notre régime alimentaire.

Vous apprendrez comment choisir des aliments sains, plus faibles en matières grasses, et à les consommer avec modération. Soyez prudent au moment de remplir la section n° 2 du chariot : optez pour des produits laitiers plus faibles en matières grasses, des viandes et du poisson maigres ainsi que des légumineuses. De la sorte, vous respecterez aisément votre budget gras.

Aucun aliment ne contient à la fois des fibres alimentaires et du cholestérol.

La prudence dans le choix des matières grasses, huiles et produits dits « autres »

Les matières grasses et les huiles font partie intégrante de notre régime alimentaire, mais la majorité des gens en mangent trop ou ont de la difficulté à faire des choix éclairés dans ce domaine. Bon nombre de ces aliments (ainsi que les aliments auxquels ils sont ajoutés) ne figurent pas sur l'arc-en-ciel du *Guide*, car ils n'offrent pas de valeur nutritive intéressante par rapport à leur forte teneur lipidique.

Maintenir l'équilibre avec ce groupe d'aliments, placés sur la section « inférieure » du chariot, représente peut-être le plus grand défi. Vous apprendrez à distinguer qualité et quantité quand vient le temps de juger des gras et huiles; vous ferez ainsi des choix éclairés en remplissant la section inférieure du chariot. Contentez-vous de petites quantités.

TRUC 4 ÉTOILES

• Vous assoyez votre enfant dans la section n° 2 du chariot? Qu'à cela ne tienne, un panier d'épicerie déposé dans la section n° 1 de votre chariot fera l'affaire ou placez un deuxième panier dans la section n° 3. Vous empêcherez ainsi les articles de tomber par terre et vous serez enclin par la force des choses à limiter vos achats.

Les clés d'un mode de vie sain

❧ Introduisez la variété dans votre alimentation.

❧ Donnez la plus grande part aux céréales, pains et autres produits céréaliers, ainsi qu'aux légumes et aux fruits.

❧ Choisissez des produits laitiers moins gras, des coupes de viande plus maigres et des aliments préparés avec peu ou pas de matières grasses.

❧ Cherchez à atteindre et à maintenir votre poids-santé par la pratique régulière d'activité physique et par une alimentation saine.

❧ Lorsque vous consommez du sel, de l'alcool et de la caféine, faites-le avec modération.

Recommandations tirées du *Guide alimentaire canadien pour manger sainement*.

Conseils pour le consommateur pressé

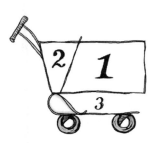

1. Remplissez généreusement la section n°1 du chariot, la plus grande, en la chargeant de produits céréaliers, de légumes et de fruits.

2. Soyez parcimonieux quand vient le temps de remplir la section n°2 du chariot, plus petite, et choisissez des produits laitiers moins gras, des viandes maigres, du poisson et des légumineuses.

3. Réfléchissez bien avant de choisir un aliment devant aller dans la section inférieure du chariot.

LA LISTE DE PROVISIONS CŒUR ATOUT

Rédigez votre liste de provisions de la même façon que vous remplissez votre chariot. Votre famille aura ainsi droit à un régime varié et équilibré.

Prenez une feuille de papier et imaginez-la divisée en trois parties inégales. Pliez la feuille en deux de manière à faire coïncider la tête avec le pied de la page. Puis dépliez-la et pliez la partie inférieure au tiers de sa longueur. Écrivez « 1, 2 et 3 » sur chacune des sections, comme le fait voir l'illustration :

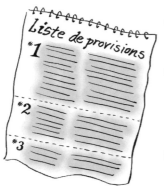

 # 1 Grand ! Remplissez-la généreusement de produits céréaliers, de légumes et fruits.

 # 2 Plus petit ! Allez-y doucement. Choisissez des produits laitiers faibles en matières grasses, des viandes maigres, du poisson et des légumineuses.

 # 3 Encore plus petit ! Pensez-y ! Limitez les matières grasses, les huiles et autres produits.

En couchant sur papier vos intentions d'achat et en répartissant les aliments dans les sections n°s 1, 2 et 3 de votre liste, vous consolidez vos connaissances en matière de nutrition. C'est de la même façon que vous remplirez votre chariot.

Une fois la liste dressée, demandez-vous : *Est-ce que j'ai inclus suffisamment de produits céréaliers, de légumes et fruits ? Est-ce que j'ai choisi des produits laitiers faibles en matières grasses et est-ce que j'en ai mis suffisamment ? Ai-je choisi des viandes maigres, du poisson et des légumineuses ?* Finalement, demandez-vous : *Est-ce que j'ai été prudent avec les matières grasses, les huiles et autres produits ? En aurais-je trop pris ?* Peut-être devriez-vous réviser votre liste.

Avec cette liste en main, vous pourrez vous permettre de filer à toute vitesse dans les allées de l'épicerie, fort de la certitude d'être, même à la course, un consommateur Cœur atout.

• Évitez de vous rendre à l'épicerie quand vous avez faim. Si la fringale vous tenaille, il n'est que trop facile de faire des choix impulsifs et de jeter votre budget gras par-dessus bord.

• Laissez votre liste de provisions bien en vue sur le réfrigérateur. Au fur et à mesure que vous (ou vos proches) y ajouterez des articles, vous assimilerez l'importance des groupes alimentaires et prendrez des habitudes alimentaires saines et équilibrées.

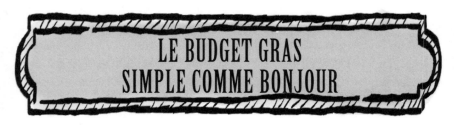

LE BUDGET GRAS
SIMPLE COMME BONJOUR

Voici une technique simple pour surveiller votre consommation de matières grasses : la cuillière à thé.

Ce n'est un secret pour personne : nous consommons trop de matières grasses. Le *Guide alimentaire canadien pour manger sainement* et la Fondation des maladies du cœur recommandent de réduire la consommation de matières grasses et d'être plus critique quant à la nature des matières grasses que nous mangeons. Notre cours sur les matières grasses sera subdivisé en deux parties :

Gras 101— Quantité   Gras 201— Qualité.

LE SAVIEZ-VOUS

En soi, il n'y a rien de mal à consommer un peu de matières grasses. Non seulement ce n'est pas mauvais, mais c'est nécessaire. Le problème, c'est que la plupart d'entre nous en mangeons trop. C'est ainsi que les matières grasses en sont venues à constituer 40 % de notre apport calorique quotidien. En 1919, ce n'était que 27 %. Mais heureusement la tendance s'est inversée, et cette valeur tourne entre 36 % et 38 %. La plupart des experts s'entendent pour dire que les matières grasses ne devraient pas apporter plus de 30 % DES CALORIES CONSOMMÉES quotidiennement.

Gras 101—Quantité

Toutes les matières grasses sont une source concentrée d'énergie. Elles apportent neuf calories au gramme, soit plus de deux fois la quantité d'énergie fournie par les glucides et les protéines. Une consommation exagérée de matières grasses augmente le risque de souffrir d'obésité ou de développer une maladie du cœur ou du diabète. Les spécialistes de la santé s'entendent pour dire que nous ne devrions pas puiser plus de 30 % de nos calories dans les matières grasses. Mais que signifie ce chiffre concrètement dans la vie de tous les jours ?

La quantité de matières grasses recommandée quotidiennement pour la majorité des femmes et des hommes est donnée ci-dessous :

	Calories/jour	Grammes de gras
Femme, de 19 à 74 ans	1 800 – 2 000	65 ou moins
Homme, de 19 à 74 ans	2 300 – 3 000	90 ou moins

Ce tableau vous indique combien de grammes de gras vous devriez consommer chaque jour. Il vous sera très utile si vous avez l'habitude de lire les étiquettes ou de consulter des ouvrages qui donnent la quantité de gras des aliments. Toutefois, les aliments ne sont pas tous étiquetés. Et, qui a le temps de lire toutes ces listes et graphiques ? Que faire ?

Il m'est plus facile de mémoriser des concepts en les visualisant. Je vous propose la cuillère à thé : une façon simple de visualiser votre budget gras.

Budget gras pour une journée —la bonne vieille cuillère à thé

Voici une façon simple de considérer la chose. Visualisez une cuillère à thé. Eh bien, le contenu de cette cuillère à thé correspond à environ 5 grammes de matières grasses.

1 c. à thé de gras = environ 5 grammes de gras

Chaque fois que vous vous arrêtez pour prendre un repas ou une collation, j'aimerais que vous visualisiez les cuillerées de matières grasses contenues dans ce que vous vous apprêtez à consommer. Tout au long de ce livre, j'ai indiqué le nombre de cuillerées à thé de matières grasses contenues dans la plupart des aliments. Il s'agit de quantités moyennes qui servent de guide pour la prise de décision Cœur atout.

Maintenant, référez-vous au tableau suivant pour connaître combien de cuillères à thé de gras vous devez budgéter quotidiennement.

	Calories /jour	Grammes de gras	Cuillères à thé
Femme, de 19 à 74 ans	1 800 – 2 000	65 ou moins	13 ou moins
Homme, de 19 à 74 ans	2 300 – 3 000	90 ou moins	18 ou moins

Au fur et à mesure que vous entamez votre budget gras, visualisez les cuillères à thé restantes. Avant de faire vos courses, parcourez les listes du budget gras au début de chacun des chapitres et prenez note mentalement du nombre de cuillerées de matières grasses que contiennent vos aliments préférés. Vous serez surpris du nombre d'aliments faibles en matières grasses qui existent. Profitez de cette variété et choisissez où vous entendez dépenser les cuillerées de matières grasses que vous autorise votre budget.

Vous pourrez donc décider à quoi vous voulez consacrer votre budget. Tous les aliments conviennent. À vous de choisir.

Qu'en est-il de mon budget personnalisé?

Les besoins en gras et en calories varient en fonction du degré d'activité physique. Pour calculer votre budget gras, consultez la section *Les quatre étapes du calcul de votre budget gras* (page 138).

- Certaines étiquettes indiquent la quantité de matières grasses exprimée en grammes. Rappelez-vous que cinq grammes de matières grasses correspondent à environ une cuillerée à thé de gras. Divisez le nombre de grammes par 5 ; vous serez alors en mesure de voir comment cet aliment s'inscrit dans votre budget.

- Recherchez le logo Visez santé inscrit sur un nombre grandissant de produits. Ces aliments constituent des choix recommandables, conformes aux lignes directrices mises de l'avant par le *Guide alimentaire canadien pour manger sainement*.

Les objectifs fixés par le budget gras ne s'appliquent pas aux enfants, qui se trouvent en pleine croissance. Les calories en provenance des aliments riches en matières grasses sont souvent nécessaires au développement de l'enfant. C'est graduellement qu'on devrait réduire les quantités de matières grasses chez les enfants, de sorte qu'à la fin de la puberté la quantité corresponde à celle consommée par un adulte. Entre-temps, les jeunes auront appris grâce à votre exemple l'art d'apprécier les aliments faibles en matières grasses.

S'il est vrai que vous devez vous efforcer de ne pas puiser plus de 30 % de vos calories à même les matières grasses, vous n'avez pas à viser cet objectif pour chacun des aliments pris isolément. Cette valeur de 30 % s'applique à l'intégralité de votre régime alimentaire, c'est-à-dire à ce que vous consommez en une journée ou même en une semaine. Pour atteindre votre objectif, vous pouvez contrebalancer les aliments riches en matières grasses par des aliments qui en sont pauvres, en vous référant au budget gras. Un régime Cœur atout ne signifie pas renoncer à toute matière grasse, mais bien à les réduire et à choisir ses aliments soigneusement.

Conseil Cœur atout

Il n'y a pas que la quantité de matières grasses qui compte, on doit aussi penser à la qualité. Efforcez-vous d'appliquer les Conseils Cœur atout pour toutes les sections de votre chariot.

Gras 201 – Qualité

Attention! On distingue les acides gras saturés, monoinsaturés, polyinsaturés, hydrogénés et encore les acides gras dit «trans». Que signifient tous ces termes? Et comment le consommateur Cœur atout doit-il s'y retrouver au moment de faire ses achats? Si la réponse vous intéresse, poursuivez votre lecture…

Tous les gras ne sont pas créés égaux

Les gras saturés, monoinsaturés et polyinsaturés (voir les définitions dans l'Appendice à la page 139) apparaissent dans différentes combinaisons et dans différents aliments. Ainsi, quand nous affirmons que les aliments de provenance animale contiennent des gras saturés, nous ne disons pas tout. En fait, ces aliments contiennent surtout des acides gras saturés. Recherchez les aliments qui contiennent le moins d'acides gras saturés possible.

Les gras saturés ET les gras hydrogénés sont ceux à diminuer

Les gras saturés se rencontrent à l'état naturel dans bon nombre d'aliments mais apparaissent aussi durant le traitement des gras insaturés. On pense ici à l'«hydrogénation», procédé par lequel on transforme les huiles liquides en solides tartinables. Ouvrez donc l'œil quand vous lisez les étiquettes des aliments. Ces matières grasses ont la propriété d'élever les concentrations de cholestérol sanguin; mangez-en donc le moins possible.

Voici où se trouvent le plus souvent les gras saturés

- Dans la section n° 2 de votre chariot: les produits laitiers et bien des viandes sont riches en gras saturés. C'est pourquoi vous devez prendre soin ici de gérer votre budget gras avec sagesse.
- Dans la section n° 3 de votre chariot: les huiles végétales tropicales (huile de palme, de palmiste et de noix de coco, souvent utilisées dans la fabrication des aliments) sont riches en gras saturés. Vous trouverez le nom de ces huiles sur les étiquettes. Je vous encourage à en consommer moins.

Voici où se trouvent le plus souvent les gras hydrogénés

- Dans la section n° 3 du chariot : beaucoup de pâtisseries renferment des gras hydrogénés et plusieurs produits contiennent des gras durcis par hydrogénation. Soyez à l'affût des mots « hydrogéné » ou « partiellement hydrogéné » dans la liste des ingrédients ; évitez de choisir les produits qui portent cette mention.

LE SAVIEZ-VOUS

Le processus d'hydrogénation des corps gras produit des lipides saturés ainsi que des acides gras trans. Ces deux substances élèvent les concentrations de cholestérol sanguin. La recherche sur les acides gras trans est relativement récente et c'est pourquoi vous ne les trouverez pas sur les étiquettes. Pour l'instant, contentez-vous d'être en alerte quand vous apercevez le mot « hydrogéné » dans la liste des ingrédients.

Conseil Cœur atout L'ajout d'une petite quantité d'huile tropicale dans la margarine non hydrogénée peut rendre celle-ci tartinable, sans l'inconvénient des acides gras trans.

TRUC 4 ÉTOILES

Si une étiquette énumère les différents types de matières grasses que contient un produit, vous pouvez déterminer par calcul la quantité d'acides gras trans. Faites la somme des trois acides gras (saturés, monoinsaturés et polyinsaturés) et soustrayez le résultat obtenu de la quantité totale de gras. Les acides gras trans constituent la différence. Moins vous en consommez, mieux cela vaudra pour vous.

Aperçu du budget gras

Le *Guide alimentaire canadien pour manger sainement* répartit les différents aliments selon les bandes d'un arc-en-ciel en regroupant ceux qui présentent des similitudes sur le plan nutritif. Il existe par ailleurs des aliments qui renferment trop de matières grasses par rapport à leur valeur nutritive pour figurer dans l'arc-en-ciel. Servez-vous des tableaux de budget gras présentés au début de chaque chapitre pour déterminer la manière dont vous allez dépenser votre budget gras en fonction de vos besoins.

L'ART DE FAIRE SES COURSES AU SUPERMARCHÉ

Chaque choix que vous faites et chaque vieille habitude que vous changez peuvent avoir un impact considérable et prolongé sur la santé de votre famille.

Dès que vous passez les portes de l'épicerie, vous êtes sollicité par un monde d'aliments fabuleux : produits nouveaux, légumes et fruits exotiques, coupes de viande différentes, fruits de mer que vous n'avez jamais vus, aromates et assaisonnements en provenance de tous les coins du monde. Des présentations et des étiquettes racoleuses qui vous disent *Achète-moi !* Tout cela représente des possibilités de repas formidables, mais également bien des occasions de vous éloigner de votre alimentation Cœur atout. Alors, devant une telle abondance, par où commencer ? Comment demeurer fidèle à sa sagesse nutritionnelle quand on est à la course ?

Remplir un chariot d'épicerie Cœur atout peut commencer par une visite exploratoire. Une fois que vous aurez lu ce livre, l'investissement d'une petite demi-heure peut rapporter des dividendes pendant toute une vie sur le plan nutritionnel.

Je sais, je sais, ce n'est pas l'invitation la plus excitante que vous ayez reçue de votre vie. Mais le fait de reconsidérer son alimentation signifie voir le supermarché sous un jour nouveau.

Un grand supermarché propose facilement plus de 25 000 articles. Chaque fois que vous mettez les pieds dans une épicerie, vous avez des centaines de choix à faire. Pourtant, le consommateur moyen ne consacre que quelques secondes à la prise de décision. Un peu de recherche menée dans votre épicerie pendant une heure tranquille vous aidera à faire vos achats efficacement, et de manière bien plus éclairée.

Parcourez le présent livre à la maison. Je me suis efforcée de présenter les choses simplement, car les réalités que je veux vous montrer sont simples. Mettez ensuite la théorie en pratique au supermarché. La première fois, partez en éclaireur et n'achetez rien ! Contentez-vous de parcourir les allées, de regarder les aliments que votre famille préfère, en gardant présent à l'esprit ce que vous avez lu ici. Une fois effectuée cette mission de reconnaissance, vous serez étonné de voir à quel point vous êtes en mesure de faire des choix éclairés, respectueux des principes d'une saine alimentation et de votre budget.

Passez tous les articles à la loupe

Est-ce que cet aliment vous aide à atteindre vos objectifs ? Vous aide-t-il à respecter votre budget gras ? Comment se compare-t-il aux autres produits dans les rayons ? Les matières grasses et le sel l'emportent-il sur les autres éléments nutritifs ? Bientôt, vous serez en mesure de répondre à ces questions automatiquement à mesure que vous cocherez les articles de votre liste de provisions.

Chaque fois que vous achetez vos provisions, vous faites un investissement dans votre santé et dans celle de votre famille. Et c'est un bien précieux. Chaque choix que vous faites, chaque vieille habitude que vous changez, peut avoir un impact considérable et prolongé sur la santé de vos proches.

Passez les produits aux rayons X

Les produits disposés entre la ceinture et les yeux du consommateur sont ceux qui se vendent le plus. C'est cet espace qui est le plus recherché dans les supermarchés. Mais en portant votre regard plus bas, vous trouverez souvent des aubaines intéressantes. Les céréales pour adultes (par exemple, celles riches en fibres alimentaires) sont placées dans les rayons supérieurs. Les céréales pour enfants et les autres aliments préférés des tout-petits, comme les biscuits ou les friandises aux fruits, sont souvent placés à la hauteur des yeux des enfants. Les céréales classiques, sur le marché depuis des années, se trouvent souvent dans les rayons du bas.

Pourquoi les articles sont-ils placés là où ils le sont ?

Pour vous pousser à consommer ! Faire la queue à la caisse est ennuyeux. Une fois lu cet article sur Céline Dion, il n'y a plus grand-chose à faire, sauf remplir votre chariot. Il n'est donc pas surprenant que les supermarchés remplissent leurs zones d'attente de magazines, de friandises, de piles électriques et d'autres articles qu'on achète impulsivement.

Habituellement, c'est le long des murs du supermarché qu'on trouve les denrées périssables : pains, gâteaux et pâtisseries, légumes et fruits, viandes et produits laitiers. Les denrées de base, comme le lait et les œufs, sont souvent placées tout au fond du magasin ; de la sorte, si vous n'y entrez que pour acheter ces denrées de base, vous devrez parcourir toutes les allées et vous exposer à toutes sortes de tentations. Soyez sur vos gardes!

Le marchandisage croisé consiste à rapprocher dans les rayons deux produits qui vont ensemble. Par exemple, de la salsa et des croustilles au maïs de type «taco». Ou du poisson et de la sauce tartare. Ou encore de la laitue et des sauces à salade. Des pâtes et des sauces pour pâtes alimentaires. Est-ce pratique? Oui. Mais avant d'acheter, demandez-vous si ces aliments ont leur place dans votre chariot d'épicerie Cœur atout.

Les nouveaux produits sont souvent disposés à la fin de l'allée, car à cet endroit le consommateur est forcé de ralentir pour effectuer un virage.

Et qu'est-ce qui est plus attirant que l'arôme de la pâtisserie qui sort du four ou l'odeur des échantillons proposés gratuitement?

PRENDRE LE TEMPS DE LIRE LES ÉTIQUETTES

Les étiquettes des aliments sont un trésor d'information si l'on sait les interpréter.

« Nouveau ! » « Amélioré ! » « Sans cholestérol ! » « Sans sucre ajouté ! » Lire les étiquettes dans un supermarché, c'est le summum du lèche-vitrines. Les étiquettes sont conçues pour attirer l'attention. Elles peuvent se révéler utiles pour le choix des aliments sains et pour établir des comparaisons entre les aliments. Même si toutes les étiquettes sont soumises à une réglementation, elles risquent tout de même d'être mal interprétées. Santé et Bien-être social Canada en est à réétudier les lois canadiennes.

Devenez un lecteur d'étiquettes averti. Apprenez à découvrir ce que contient un produit, à décoder ce que dit l'étiquette et ce qu'elle ne dit pas. Trouvez l'information que vous cherchez en apprenant à lire entre les lignes. Une étiquette comporte trois éléments.

1. La liste des ingrédients

Les ingrédients sont énumérés par ordre *décroissant* de poids. Ainsi, l'ingrédient présent *en plus grande quantité* figure en tête de liste. On trouve à la fin de la liste l'ingrédient présent *en plus faible quantité*. Il est important de savoir cela si vous suivez un régime particulier ou si vous devez éviter un ingrédient en particulier.

LE SAVIEZ-VOUS ? Il est vrai que les ingrédients sont énumérés par ordre décroissant de poids, mais le fabricant n'est pas tenu de préciser la quantité de tel ou tel ingrédient. Ce vide réglementaire rend presque impossible une comparaison exacte entre produits différents.

Une bonne lecture des étiquettes vous permettra d'obtenir un maximum de votre argent. Si deux produits semblables sont vendus au même prix, mais que l'un contienne davantage d'un des ingrédients clés, il peut constituer un meilleur achat. Ainsi, un jus de pomme indiquera comme premier ingrédient «jus de pomme». Une boisson aux pommes indiquera «eau, sucre et colorants».

Comment décoder le jargon des étiquettes

Je vous ai parlé précédemment (page vi) du programme Visez santé qui a pour but de vous guider et de vous aider à faire des achats judicieux. Il s'agit d'un programme jeune, en pleine croissance. D'ici à ce que davantage de produits soient identifiés, vous devrez apprendre à vous fier aux étiquettes. Voici une liste des mots figurant sur des étiquettes et qui servent à désigner les matières grasses, le sucre et le sel.

Matières grasses
- gras, saindoux, shortening
- huiles végétales hydrogénées
- huile végétale
- huile de noix de coco, de palme, huile tropicale
- monoglycérides et diglycérides, suif

Sucres
- sucre, miel, mélasse
- dextrose, sucrose, fructose
- maltose, lactose (les mots qui se terminent en «–ose»)
- dextrine, maltodextrine, sucre inverti
- sirop d'érable, sirop de maïs, sirop de malt

Sel
- sel, glutamate monosodique
- tous les dérivés du sodium
- bicarbonate de sodium, levure chimique, saumure
- varech, sauce soja

Apprenez à lire entre les lignes

Si «farine enrichie» apparaît en tête de liste des ingrédients d'un pain, il est peu probable qu'il soit riche en fibres alimentaires. Et si le mot «huile» figure en début de liste des ingrédients de biscuits, on peut partir du principe qu'ils seront riches en matières grasses. Rappelez-vous également que si le mot « sucre » ne se trouve pas au commencement de la liste, il peut tout de même très bien s'y trouver en abondance dans la denrée en question. Si vous désirez connaître la quantité de sucre totale, il suffit de faire la somme de tous les sucres qui figurent sous une autre dénomination (voir la liste à la p. précédente).

LE SAVIEZ-VOUS ? Les mots « enrichi » ou « fortifié » signifient que certains éléments nutritifs ont été ajoutés ou que certains éléments nutritifs perdus pendant le traitement du produit ont été remplacés. Ainsi, le lait est enrichi de vitamines A et D. La mention « peut contenir » signifie que la présence de l'ingrédient est facultative.

2. L'« information nutritionnelle »

À l'heure actuelle, les fabricants sont libres d'inclure ou non cette information sur l'étiquette. C'est là que vous trouverez les données sur le nombre de calories par portion, la teneur en matières grasses, en glucides, en protéines, en minéraux et en vitamines de l'aliment.

Vous comptez vos calories ? Recherchez le mot « énergie » sur l'étiquette afin de savoir combien de calories apporte une portion. Assurez-vous que la portion mentionnée correspond à une portion habituelle pour vous. Si ce n'est pas le cas, faites les ajustements nécessaires.

Vous voulez réduire les matières grasses ? Faites attention à la quantité totale de matières grasses en grammes. Servez-vous de cet élément d'information pour comparer les marques et choisir les préparations les plus faibles en matières grasses.

Vous souhaitez manger davantage de fibres alimentaires ? Regardez les glucides et choisissez les aliments qui contiennent plus de 2 grammes de fibres alimentaires.

Vous voulez réduire le sel ? Moins vous en mangerez, mieux vous vous porterez.

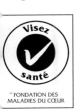

Le nouveau programme d'étiquetage de la Fondation des maladies du cœur facilite la prise de décision. Recherchez le logo Visez santé sur les emballages.

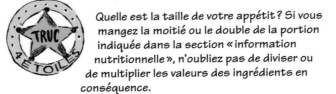

Quelle est la taille de votre appétit ? Si vous mangez la moitié ou le double de la portion indiquée dans la section « information nutritionnelle », n'oubliez pas de diviser ou de multiplier les valeurs des ingrédients en conséquence.

3. Les allégations nutritionnelles des fabricants

C'est la phrase racoleuse sur l'emballage qui fait que vous achetez le produit ou que vous passez votre chemin. Les allégations soulignent une caractéristique nutritionnelle d'un produit. Santé et Bien-être social Canada permet l'usage de ces allégations car elles s'appuient sur des faits (voir l'Appendice à la page 141). Mais on s'est rendu compte avec le temps qu'elles donnaient souvent lieu à des malentendus. Vu que tellement de personnes font une fixation sur la réduction des matières grasses et des calories, on a souvent tendance à voir davantage derrière ces allégations qu'il ne s'y trouve en réalité, surtout quand elles figurent ostensiblement sur une étiquette.

« Moins de... » ou « réduit en gras, en sel ou en calories »

Ces allégations signifient que ces ingrédients ou nutriments sont présents en moins grandes quantités. Cette information est utile pour comparer deux produits similaires. Vérifiez la quantité exacte de ces ingrédients ou nutriments en consultant l'analyse nutritionnelle, lorsqu'elle s'y trouve.

« Léger » ou « Allégé »

Ces mentions s'appliquent souvent aux aliments réduits en matières grasses et en calories, comme certains produits laitiers et sauces à salade mais pas toujours. Cette mention peut se référer tout simplement au goût, à la couleur ou à la texture d'un aliment, et on l'applique souvent aux huiles. Par conséquent, quand vous voyez les mots « léger » ou « allégé » sur une étiquette, demandez-vous qu'est-ce qui est léger, avant de supposer qu'on parle de calories. Vous voulez en avoir le cœur net ? Lisez tout simplement ce qui est écrit en petits caractères sur l'étiquette.

« Sans cholestérol » ou « Faible en gras saturés »

Ces mentions ne signifient pas forcément que le produit est faible en MATIÈRES GRASSES. Les huiles végétales, par exemple, ne contiennent pas de cholestérol et même si elles sont faibles en gras saturés, elles n'en sont pas moins constituées à 100 % de matières grasses.

« Sans gras »

Ne signifie pas nécessairement « faible en calories ». L'aliment en question peut malgré tout même contenir beaucoup de sucre.

« Sans sucre ajouté »

Ne signifie pas toujours que le produit est faible en sucre. Il peut renfermer une forte quantité de sucres naturels.

Contient un ingrédient « sain » tel que les fibres

Il ne s'agit pas nécessairement d'un choix alimentaire recommandable. D'autres ingrédients, tels que le gras ou le sel, peuvent annuler ses avantages potentiels. Ici encore, tout est question d'équilibre.

« Tout végétal »

Ne signifie pas que le produit est faible en gras saturés. L'huile utilisée dans des biscuits par exemple est peut-être hydrogénée (ou partiellement hydrogénée) ou il peut s'agir d'une huile saturée comme l'huile de palme. (Voir l'Appendice à la page 139)

Réduit en calories ou hypocalorique

Si l'emballage d'un produit dit « réduit en calories » ou « hypocalorique », vous pouvez être certain qu'il est faible en matières grasses ainsi qu'en sucre, car ces substances sont les deux principales sources de calories.

Au fur et à mesure que le programme Visez santé prendra de l'expansion, un nombre de plus en plus important de produits arboreront le logo, ce qui facilitera la tâche du consommateur.

FAIRE DE BONNES AFFAIRES... VITE ET BIEN

Des habitudes prudentes et des techniques de conservation adéquates, voilà les aptitudes qu'il vous faut acquérir.

En vingt ans, une famille de quatre personnes laissera plus de 100 000 $ au supermarché. Ouf ! La bonne nouvelle maintenant, c'est que plus vous serez averti comme consommateur, plus vous en obtiendrez pour votre argent. Des habitudes de consommation prudentes et des techniques de conservation adéquates, voilà les aptitudes précieuses qu'il vous faut acquérir. Avec le temps, vous économiserez des milliers de dollars.

LE SAVIEZ-VOUS ? Les aliments n'ont pas toujours porté une marque de commerce. Du temps de nos arrière-grands-mères, tous les craquelins sortaient du même baril. Si les clients étaient insatisfaits du produit, l'épicier allait tout simplement s'approvisionner ailleurs. Les marques de commerce ont fait leur apparition dans les années 40. La marque de commerce était garante de la qualité et de l'uniformité du goût. De nos jours cependant, les produits « sans marque » (produits maison) doivent répondre aux mêmes contrôles de la qualité que les autres. Ils vous font économiser en vous dispensant de devoir payer pour de la publicité. À vous de décider.

Six trucs pour réduire les coûts

ÉCONO TRUC

1. Les marques maison vous font économiser beaucoup. Si elles sont souvent les moins chères, c'est qu'elles ne font pas l'objet de publicité comme les autres marques. Ces produits sont-ils différents ? À vous de juger. Comparez les listes d'ingrédients et lisez les sections « information nutritionnelle ». Invitez les membres de votre famille et vos amis à déguster les deux produits (sans leur dire lequel est lequel) et laissez-les juger.

2. Les achats en grandes quantités ne représentent pas forcément une économie. N'achetez pas toujours les emballages les plus gros. Comparez le prix unitaire des différents formats d'articles semblables afin de voir où se trouvent réellement les économies. Au supermarché, jetez un coup d'œil aux petits cartons des étagères qui affichent les prix au gramme ou au millilitre. C'est un élément d'information qui mérite qu'on s'y arrête.

3. Achetez en vrac, oui, mais pas toujours. Prélever d'un baril toute la quantité d'un produit dont vous avez besoin n'est pas forcément moins cher, surtout si vous avez besoin de grandes quantités. Cela semble absurde, n'est-ce pas ? Mais en réalité, c'est lorsque vous achetez de petites quantités que le vrac vous avantage. En grandes quantités, les articles pré-emballés sont habituellement plus économiques. Au supermarché, pesez les quantités que vous achetez afin de ne pas avoir de mauvaises surprises à la caisse.

   Si vous avez des adolescents, acheter des emballages de céréales dignes d'un entrepôt est une idée géniale. Vous n'en manquerez jamais, et vous bénéficierez d'un prix très avantageux. Par contre, un bocal géant de salsa ne représentera un achat avantageux que si vous disposez de l'espace pour l'entreposer et si vous le videz avant la date de péremption.

4. Jetez un coup d'œil aux circulaires afin de profiter des produits de saison et des rabais de la semaine, mais pensez-y à deux fois avant de vous précipiter d'une épicerie à l'autre pour faire vos courses hebdomadaires. Prenez en considération le temps que vous consacrerez à cet exercice. N'oubliez pas que l'essence n'est pas donnée non plus.

   Profitez pleinement des produits de saison et congelez-en si possible. Vous aurez ainsi des framboises en plein milieu de l'hiver, et à un coût bien moindre que celui des fruits frais importés.

5. Consommez davantage de protéines d'origine végétale. Mangez des sandwiches au beurre d'arachide, de la soupe aux lentilles avec des craquelins, des haricots sautés accompagnés de pain de maïs ou du tofu avec du riz et des légumes sautés à l'orientale. Tous ces aliments sont intéressants tant sur le plan nutritionnel qu'économique.

6. Prenez un peu de temps à la maison pour entreposer les aliments de manière intelligente afin de vous assurer qu'ils ne finiront pas à la poubelle. Tout au long du livre, l'icône « Écono truc » vous donnera des conseils d'entreposage pour chacun des groupes d'aliments.

La section n° **1** de votre chariot d'épicerie

Les produits céréaliers

Les légumes et les fruits

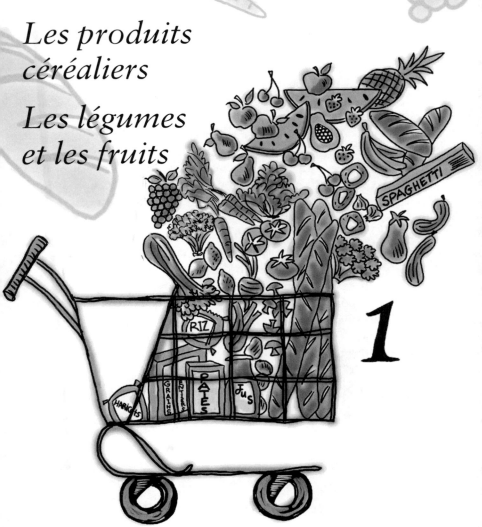

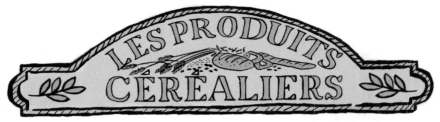

LES PRODUITS CÉRÉALIERS

Remplissez la section principale de votre chariot d'épicerie de produits céréaliers.

Consommateurs Cœur atout, nous y voici. Humez-moi ce pain frais sorti du four. Imaginez un bol de gruau bien chaud par un petit matin d'hiver froid. Quel délice !

« Produits céréaliers » est une bien petite expression pour désigner la panoplie de possibilités que nous trouvons au supermarché. Quelle chance nous avons. Les produits céréaliers sont faibles en matières grasses et regorgent souvent de fibres.

Les rayons des boulangeries sont pleins de pains de blé entier, de petits pains au lait, de bagels et de pitas. Les pâtes, avec leurs formes diversifiées, sont à l'honneur. Spaghetti, lasagnes, boucles, coquilles et spirales ; on pourrait nourrir une famille pendant tout un mois en prenant chaque jour une forme nouvelle. Explorez aussi le monde du riz, qu'il s'agisse du riz brun, du riz sauvage, du basmati. Découvrez aussi les « nouveaux » produits céréaliers, comme le boulghour, le quinoa et la semoule de maïs.

Les produits céréaliers peuvent servir de base à une salade repas. Vous faites du riz ? Ajoutez-y seulement de la viande ou du poisson avec des légumes coupés en dés et vous aurez un repas. Et voici une autre bonne nouvelle agréable : non seulement les produits céréaliers sont bons pour la santé, mais ils nous aident à respecter notre budget gras.

Ne vous gênez donc pas. Chargez la section nº1 de votre chariot d'épicerie Cœur atout de produits céréaliers complets, et mangez-en souvent.

Cinq portions et davantage si vous pouvez

Le *Guide alimentaire canadien pour manger sainement* recommande de manger de 5 à 12 portions de produits céréaliers par jour.

On entend par « portion » :

125 ml (1/2 tasse) de produits céréaliers cuits	175 ml (3/4 tasse) céréales prêtes à manger
1 tranche de pain	125 ml (1/2 tasse) de pâtes ou de riz
1/2 bagel, pita ou petit pain au lait	

Le budget gras avec les produits céréaliers

La plupart des produits céréaliers sont faibles en matières grasses. C'est pourquoi on peut en charger la section n°1 du chariot sans hésitation. Choisissez des aliments variés à même ce groupe afin d'obtenir tous les éléments nutritifs importants.

Parcourez la liste suivante et voyez comment vous avez l'intention de dépenser votre budget gras.

Budget gras

Produits céréaliers

presque	**0** *c à thé de gras*	la plupart des pains, produits céréaliers, riz et pâtes
	1 *c à thé de gras*	1 petite tablette granola 2 crêpes de taille moyenne
	2 *c à thé de gras*	1 croissant 1 muffin de taille moyenne 1 danoise 1 beignet nature
	3 *c à thé de gras*	125 ml (1/2 tasse) de granola 250 ml (1 tasse) de nouilles ramen instantanées

1 cuillerée à thé de matières grasses équivaut à environ 5 grammes de gras
Les nombres indiqués sont des valeurs moyennes.

Pour connaître les éléments nutritifs apportés par les produits céréaliers et pour situer ces derniers dans l'ensemble du régime alimentaire, consultez l'Appendice à la page 137.

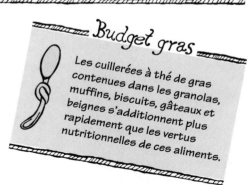

Budget gras

Les cuillerées à thé de gras contenues dans les granolas, muffins, biscuits, gâteaux et beignes s'additionnent plus rapidement que les vertus nutritionnelles de ces aliments.

Développez votre goût pour les fibres

La recherche montre que les fibres alimentaires peuvent aider à prévenir certaines formes de cancer et à abaisser les concentrations de cholestérol sanguin. On a jadis cru que les fibres étaient inutiles. Grave erreur que ce fut. Maintenant, nous savons toute l'importance qu'elles revêtent dans une bonne alimentation.

Les fibres sont un type de glucides qui ne se rencontrent que dans les végétaux. Ce qui les caractérise, c'est qu'elles ne sont pas absorbées. Elles parcourent l'appareil digestif sans s'arrêter. On distingue deux types de fibres alimentaires : les fibres solubles et les fibres insolubles.

Les fibres solubles peuvent aider à contrôler les concentrations de glucides sanguins. Elles peuvent aussi abaisser les concentrations de cholestérol sanguin, surtout lorsque celles-ci sont trop élevées.

Les fibres insolubles aident à prévenir et à contrôler les problèmes intestinaux et peuvent jouer un rôle important dans la prévention de certains cancers.

Les meilleures sources de fibres solubles sont :
- le son d'avoine
- la farine d'avoine
- les légumineuses (lentilles, haricots et pois séchés)
- Les fruits riches en pectine (pommes, fraises, agrumes)

Les meilleures sources de fibres insolubles sont :
- le son de blé et les produits céréaliers à base de son de blé
- les aliments à base de grains complets, comme le pain de blé entier
- les légumes et les fruits accompagnés si possible de la peau et des graines

Le régime alimentaire du Nord-Américain moyen ne lui apporte que 12 à 15 g de fibres alimentaires. La plupart des autorités en recommandent de 25 à 35 g. Voici les aliments qui vous aideront à atteindre cette quantité :
- les céréales pour petit déjeuner riches en fibres
- les raisins secs, ou des tranches de banane ou d'orange sur vos céréales
- les muffins au son ou à l'avoine faibles en matières grasses
- le pain de céréales entières
- des légumes et fruits mangés en collation
- les haricots, pois et lentilles

TRUC 4 ÉTOILES

Si vous augmentez soudainement la quantité de fibres que vous ingérez, vous risquez de ressentir des ballonnements. Élevez votre consommation de fibres progressivement et prenez soin de boire de 1,5 à 2 litres (6 à 8 tasses) d'eau par jour.

Conseil

Cœur atout Bon nombre de produits contiennent des fibres alimentaires, mais en quelle quantité? Vous l'apprendrez en lisant soigneusement les étiquettes.

Si l'étiquette dit:	Cela signifie:
«Source de fibres alimentaires»	au moins 2 grammes de fibres
«Source élevée de fibres alimentaires»	au moins 4 grammes de fibres
«Source très élevée de fibres alimentaires»	au moins 6 grammes de fibres

Balade le long de l'allée de la boulangerie

Bagels, baguettes, pains de campagne français et italiens, pitas, pumpernickel, pains de seigle, muffins anglais, tortillas… incroyable le nombre de pains qu'on trouve de nos jours! Le pain peut constituer la base de l'alimentation. Il apporte une grande partie des glucides que nous consommons quotidiennement. Le pain sous toutes ses formes est également une bonne source de fibres alimentaires, de thiamine, de riboflavine, de niacine, de fer et d'oligoéléments.

LE SAVIEZ-VOUS Une tranche de pain normal n'apporte que 70 calories et à peu près pas de matières grasses.

Budget gras Un croissant apporte 2 cuillerées à thé de matières grasses. Dans votre budget gras, remplacez-le donc par un petit pain au lait ou un bagel.

Est-ce que le pain est meilleur de nos jours qu'avant? Pas forcément.

Mon arrière-grand-mère n'avait pas le choix. Elle devait servir du pain fait de farine moulue sur pierre. Elle ne se rendait pas compte à quel point ce pain était sain.

À l'époque, le meunier n'enlevait du grain que l'enveloppe non comestible. Une fois le grain moulu entre les pierres, la balle était enlevée par tamisage ou par soufflage. La farine qui en résultait regorgeait d'éléments nutritifs.

Vinrent les temps modernes, et avec eux des machines capables de retenir non seulement la balle, mais aussi le germe, riche en éléments nutritifs, et le son, riche en fibres alimentaires. Tout ce qui restait après le raffinage, c'était l'endosperme blanc et mou. Le pain blanc est devenu un symbole de statut social. Le pain brun, consistant, fait à partir de farine de blé entier, en vint à être considéré comme démodé.

Des problèmes ne tardèrent pas à surgir. Certaines personnes commencèrent à présenter des carences en fer et en vitamines du complexe B, soit la niacine, la thiamine et la riboflavine. Comme le pain est un aliment de base, on a passé en 1942 une loi régissant l'enrichissement du pain et précisant que ces quatre vitamines devaient être remises dans la farine raffinée. Cette loi est toujours en vigueur et ainsi, quelle que soit leur couleur, les produits céréaliers, les pains et les produits céréaliers fabriqués au Canada sont enrichis d'au moins ces quatre éléments nutritifs. Maintenant, on ajoute également de l'acide folique.

Pourtant, cette farine traitée est toujours moins nutritive que le grain de blé nature. Plusieurs des éléments nutritifs rencontrés dans le grain complet se perdent dans le processus de raffinage: le magnésium, le zinc, la vitamine B_6, la vitamine E, le chrome et les fibres alimentaires.

L'art d'acheter le pain

Pain de blé entier, pain de blé, pain de blé concassé… lequel choisir? Ces appellations se ressemblent peut-être, mais elles recouvrent des réalités différentes.

- Dans le cas d'un pain intéressant du point de vue nutritif, riche en fibres alimentaires, les premiers ingrédients devraient être la céréale complète, soit le blé entier. Rappelez-vous que le premier ingrédient de la liste est celui qui est présent en plus grande quantité.

  - Si la liste des ingrédients mentionne deux farines, la première constituera au moins 51 % du pain.

  - Si ce que vous recherchez est un pain à 100 % de blé entier, aucune autre farine ne doit figurer dans la liste.

- Si l'étiquette mentionne la présence de grains de blé ou de blé concassé, vous devriez être en mesure de voir cette céréale entière ou concassée.

- Si l'emballage donne la liste des éléments nutritifs, recherchez un pain qui apporte 2 ou 3 grammes de fibres alimentaires par portion.

- Si l'étiquette affirme «sans cholestérol», fermez les yeux sur cette allégation. La plupart des pains ne contiennent pas de cholestérol de toute façon. Le cholestérol est d'origine animale.

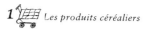

La montée du pain

Augmenter votre consommation de fibres alimentaires est chose facile si vous prenez l'habitude d'acheter du pain de blé entier. Deux tranches (environ 50 grammes) de pain de blé entier apportent environ de 3 à 6 grammes de fibres. Comme vous visez les 25 à 35 grammes par jour, vous avez tout intérêt à profiter de cette source généreuse de fibres.

ÉCONO TRUC

Préservez la fraîcheur des petits pains au lait et du pain achetés en vrac. Conservez les pains croûtés dans un sac de papier et les pains mous dans un sac de plastique.

TRUC 4 ÉTOILES

Les tortillas de blé ou de maïs molles peuvent servir de base aux tacos, aux salades ou aux pizzas mexicaines. Ces tortillas molles contiennent moins de matières grasses que les variétés croustillantes.

Budget gras

Ne mangez pas de muffins plus gros qu'un petit gâteau. Un gros muffin contient habituellement plus de deux cuillerées à thé de matières grasses.

LE SAVIEZ-VOUS ?

La vogue des muffins a vu le jour dans les années 70, au moment où les bienfaits des fibres alimentaires commençaient à jouir d'une certaine notoriété. Le son et autres fibres avaient alors la cote. En réalité, la plupart des muffins contiennent relativement peu de fibres (et parfois pas du tout). Et qui plus est, les muffins sont souvent surchargés de matières grasses et de calories.

Que penser des préparations pour crêpes?

Les préparations «toutes faites» sont tellement pratiques. Les crêpes sont un choix acceptable et elles contiennent peu de matières grasses. Mais faites attention à ce que vous mettez dessus. À ce sujet, deux conseils que j'applique chez moi et qui fonctionnent bien: soyez plus généreux avec le sirop qu'avec le beurre ou la margarine. Le sirop contient la moitié des calories des graisses. Optez pour de la margarine molle non hydrogénée, réduite en matières grasses. Et comme elle se tartine plus facilement, vous serez porté à en utiliser moins.

Conseil Cœur atout

Prenez votre recette préférée de crêpes classiques et adaptez-la à la philosophie Cœur atout:

Remplacez chaque œuf par deux blancs d'œufs – Mettez du lait écrémé ou partiellement écrémé à la place du lait entier - Remplacez la farine blanche par de la farine de blé entier – Augmentez la quantité de fibres par l'ajout de son de blé et de germe de blé – Réduisez la quantité d'huile – Faites sauter vos crêpes dans une poêle antiadhésive.

Comment choisir un pain riche en fibres?

Les mentions «farine de blé», «pain de blé» et «blé concassé» sur l'étiquette ne signifient pas que le pain est fait de farine de blé. Ces mentions donnent une fausse assurance sur le plan santé. Recherchez les mentions «blé entier» ou «farine moulue sur pierre». Les pains au son d'avoine et à l'avoine sont riches en fibres solubles. Le son d'avoine est soluble, et il a été démontré que, si l'on en consomme en quantités suffisantes, il aide à réduire les concentrations de cholestérol sanguin.

Si une étiquette prétend qu'un pain contient de la farine de blé entier à 100%, est-ce que cela signifie qu'il est constitué à 100% de blé entier?

Non. Bon nombre de pains sont fabriqués à partir de plus d'un type de farine. La farine de blé utilisée peut bien être à 100 % de blé entier, mais elle n'est peut-être employée qu'en petite quantité. Examinez la liste des ingrédients pour voir si d'autres sortes de farines sont mentionnées et pour repérer la position de la farine de blé entier dans la liste.

Est-ce que le pain de couleur foncée est riche en fibres?

Malheureusement, la couleur n'est pas un indicateur fiable. Le pain peut se fabriquer à partir de farine raffinée; on colore la pâte avec de la mélasse, du caramel ou du cacao. Pour en avoir le cœur net, lisez l'étiquette.

Le pain aux bananes ou aux courgettes semble très sain. Qu'en est-il vraiment?

Ces noms évoquent à notre esprit l'image de légumes et de fruits frais. Donc des vitamines à profusion, une abondance de fibres alimentaires. Malheureusement, les autres ingrédients de ces pains sont ceux qu'on trouve dans un pain ordinaire. De plus, ils peuvent ne contenir que très peu de fruit ou de légume. Optez plutôt pour un pain maison, faible en matières grasses.

- Augmentez la valeur nutritionnelle de la farine raffinée tout usage par l'ajout de germe de blé. Dans la mesure du possible, utilisez toujours une farine de grain complet.

- Pour faire votre propre farine auto-levante, ajoutez à 750 ml (3 tasses) de farine 15 ml (1 c. à table) de levure chimique et 1 ml (1/4 c. à thé) de sel.

Guide d'achat des **céréales** pour le consommateur **averti**

Les céréales peuvent constituer la base d'un petit déjeuner vite préparé et nourrissant. Des céréales prêtes à consommer accompagnées de lait à faible teneur en matières grasses constituent une bonne collation pour les enfants et adolescents en pleine croissance, mais elles risquent aussi d'être surchargées de matières grasses et de sucre ajouté. Heureusement, les étiquettes révèlent tout.

Quelle devrait être la taille d'une portion normale de céréales?

Une portion normale est de 30 g (1 once) ou 125 ml (1/2 tasse) pour les céréales entières, de 500 ml (2 tasses) pour les céréales soufflées et de 50 ml (1/4 tasse) pour les granolas. Si vous dépassez ces quantités, tenez compte des valeurs indiquées sur l'étiquette dans votre « budget ».

Vous désirez manger davantage de fibres alimentaires?

Choisissez une céréale qui apporte au moins 2 grammes de fibres par portion. Dans le tableau de l'information nutritionnelle, les fibres figurent sous les glucides. Les céréales sont une bonne façon d'augmenter votre consommation quotidienne de fibres. Une portion de céréales riches en fibres fournit 4 grammes de fibres; certaines variétés à base de son en apportent jusqu'à 9 grammes. Les granolas contiennent moins de fibres qu'on pourrait croire. Lorsque le nom de la céréale entière figure en tête de liste, c'est qu'elle est présente en plus grande quantité.

Vous souhaitez réduire les matières grasses ?

La plupart des céréales prêtes à servir sont faibles en matières grasses, car elles sont à base de grains qui contiennent peu de gras. Idéalement, elles ne devraient apporter que 1 à 3 grammes de matières grasses par portion. Les granolas peuvent en contenir 5 grammes ou davantage, et ces gras sont souvent des huiles de noix de coco ou de palme hautement saturées, ou des huiles végétales hydrogénées et donc saturées. Les noix et les graines élèvent la teneur en matières grasses.

Vous voulez consommer davantage de vitamines et de minéraux ?

Les céréales prêtes à manger sont le plus souvent enrichies et fournissent de 10 % à 25 % des vitamines et minéraux dont nous avons besoin quotidiennement. Cet enrichissement est une bonne idée car bien des gens commencent leur journée par des céréales. Mais avez-vous besoin des céréales enrichies « nouvelles et améliorées » qui prétendent satisfaire 100 % de nos besoins quotidiens en vitamines et minéraux ? Pas vraiment. Vous ne mangerez pas que des céréales dans votre journée. Vous irez chercher des vitamines et des minéraux dans beaucoup d'autres aliments.

Est-ce que les céréales qui contiennent de l'avoine sont un choix valable ?

Oui, elles le sont. Le son d'avoine peut contribuer à réduire les concentrations de cholestérol sanguin. Il contient des fibres solubles. Il faut en manger beaucoup pour bénéficier des effets, soit environ six portions par jour, mais chaque bouchée est utile. L'avoine se présente sous bien des formes : bons vieux flocons, flocons d'avoine à cuisson rapide ou préparations instantanées ; toutes ces présentations ont la même valeur nutritionnelle.

Le gruau instantané conserve la majeure partie des éléments nutritifs des flocons d'avoine entiers, mais on y ajoute souvent du sel et du sucre.

Les marques commerciales de granolas et le müesli sont généralement riches en matières grasses (et les granolas le sont encore plus que le müesli). Ils contiennent souvent beaucoup d'huiles tropicales et renferment différents ingrédients ajoutés comme de la noix de coco, des noix et des graines.

Saupoudrez vos céréales de fibres alimentaires

- LE SON DE BLÉ correspond à l'enveloppe externe du grain de blé. C'est la forme la plus concentrée de fibres insolubles qui soit. Allez-y doucement. Une trop grande quantité de fibres risque à la fois de nuire à l'absorption du calcium et du fer et de provoquer des gaz et des ballonnements. Laissez à votre organisme le temps de s'adapter en augmentant progressivement les quantités de son de blé.

- LE GERME DE BLÉ est l'embryon du grain de blé. Il est riche en gras polyinsaturés et en vitamines B et E. Conservez-le au réfrigérateur pour l'empêcher de rancir. Le germe de blé dégraissé (qui contient moins de vitamine E) peut être gardé à température ambiante dans l'armoire.

Manger des **tonnes** de Pâtes

Cela fait assez longtemps que les pâtes jouent les seconds violons. En tant que produit céréalier dont la popularité connaît la croissance la plus rapide, non seulement les pâtes sont délicieuses et se prêtent à de multiples usages, mais encore elles se digèrent lentement et vous évitent ainsi les fringales entre les repas. Que ce soit sous forme de linguini, de fettuccini, d'orzo, de penne, de rotini, de cheveux d'ange, de rigatoni, de boucles, on ne s'en lasse jamais.

Sur le plan pratique elles sont imbattables. Douze minutes dans l'eau bouillante, pour les pâtes sèches, et vous aurez une généreuse portion de pâtes. Rien d'étonnant à ce qu'on veuille en savoir davantage à leur sujet.

Les pâtes ont peut-être été le premier plat « préparé ». Les Grecs et les Romains ont découvert voilà 3 000 ans la technique de fabrication des pâtes à partir d'eau et de grains moulus. Ces pâtes séchées pouvaient être emportées facilement lors des longs voyages.

- Les pâtes appelées « nouilles » contiennent des solides d'œuf, soit donc un peu de cholestérol, mais pas suffisamment pour s'inquiéter si l'on en mange rarement.

TRUC 4 ÉTOILES

- Les nouilles asiatiques ne contiennent pas d'œuf, c'est pourquoi on les qualifie souvent d'imitation. On pense ici aux cheveux d'ange, aux pâtes de sarrasin (soba), aux nouilles dites « aux œufs », aux nouilles de riz et de blé.

- La plupart des pâtes sont faites à partir de blé. Si vous êtes allergique au blé, recherchez des pâtes fabriquées à partir d'une autre céréale.

Le charme irrésistible des pâtes

Je l'admets, les pâtes orientales instantanées (p. ex. les ramen japonais) sont vite préparées et savoureuses. Précuites et séchées, elles sont emballées avec un sachet d'assaisonnement. Tout ce qu'on a à faire, c'est d'y verser de l'eau bouillante. Certes, c'est simple et facile, mais soyez prudent: leur valeur nutritive est douteuse. Ces

Budget gras

Une quantité de 250 ml (1 tasse) de nouilles instantanées apporte 3 cuillerées à thé de matières grasses.

nouilles sont habituellement cuites en pleine friture dans des gras hautement saturés comme le saindoux ou l'huile de palme, et, de plus, elles sont riches en sel.

Conseil Cœur atout

En choisissant des pâtes de blé entier vous faites passer la quantité de fibres alimentaires de 2 à 4 grammes par tasse.

Les pâtes « nouvelles »

- Pâtes riches en protéines à base de farine de soja
- Pâtes de blé entier riches en fibres et en minéraux
- Nouilles aux œufs sans jaune d'œuf

De quoi sont faites les pâtes en général?

Le blé dur de printemps appelé «durum» ne se prête pas à la boulangerie mais est idéal pour les pâtes. Le blé dur est raffiné puis moulu pour en obtenir de la semoule. Cette semoule, mélangée à de l'eau et pétrie, donne une pâte qu'on peut découper en morceaux de toutes sortes de formes et de tailles. La semoule contient davantage de protéines, de vitamines et de minéraux que la farine tout usage ordinaire.

Est-ce que les pâtes fraîches constituent un meilleur choix que les pâtes sèches?

Pas forcément. Les pâtes fraîches contiennent davantage d'eau; ainsi, kilo pour kilo, vous en avez moins pour votre argent. Les pâtes sèches peuvent se conserver longtemps sans perte de valeur nutritive.

Qu'est-ce qui donne aux pâtes leurs différentes couleurs et textures?

Ce sont souvent des légumes— betteraves, carottes et épinards— qu'on utilise pour donner la couleur. Les pâtes de blé entier ont une texture et une saveur différentes et exigent une cuisson plus prolongée, mais elles contiennent davantage de fibres alimentaires, de vitamines et de minéraux; leur teneur en protéines est légèrement plus élevée aussi.

Comment trouver une sauce faible en matières grasses?

Souvent, l'étiquette ne donne pas d'information nutritionnelle. Pour vous éclairer, lisez donc la liste des ingrédients et faites attention à votre budget gras si les mots «crème», «fromage», «viande» ou «gras» figurent en tête de liste.

Comment enrichir les sauces pour pâtes alimentaires?

Pas par l'ajout de crème, de beurre ou de fromage! En prenant comme base une sauce tomate, ajoutez du thon ou des pétoncles, ou concoctez une sauce italienne primavera authentique et délicieuse à partir de légumes étuvés légèrement et un soupçon de vin blanc.

La sauce aux **tomates** fraîches de **Mamma** Ramona

Voici la recette d'une sauce débordante de saveur.

10 ml (2 c. à thé) d'huile d'olive ou de bouillon
2 gousses d'ail hachées finement
750 g (1 1/2 lb) de tomates roma fermes ou une boîte de 796 ml (28 oz) de
tomates
grosse pincée de basilic, de persil, d'origan et de romarin
sel et poivre au goût
15 ml (1 c. à table) de parmesan

Chauffez l'huile dans une poêle à frire antiadhésive. Faites-y dorer l'ail. Ajoutez les tomates et faites-les cuire jusqu'à ce qu'elles commencent à laisser échapper leur jus. Défaites-les ensuite à la cuillère de bois. Incorporez les fines herbes (si vous prenez des herbes fraîches, doublez les quantités) et faites cuire pendant environ 5 minutes jusqu'à ce que la sauce commence à réduire. Servez immédiatement sur les pâtes cuites. Une cuillerée à table de parmesan râpé n'apporte que 1/2 c. à thé de matières grasses et tout juste 25 calories. Vous pouvez également essayer le nouveau parmesan faible en matières grasses. Bon appétit!

Le riz et les autres **produits céréaliers**

Le riz est *vraiment* imbattable sur le plan nutritionnel. Dans la tradition chinoise, une personne qui n'a pas mangé de riz n'a pas mangé à sa faim.

Le riz est facile à préparer. Calculez 75 ml (1/3 tasse) de riz par personne. Rincez-le bien sous le robinet jusqu'à ce que l'eau en ressorte claire. Mettez-le dans une casserole avec le double du volume d'eau. Pour plus de saveur, vous pouvez remplacer l'eau par du bouillon ou du jus. Portez à ébullition, remuez, réduisez le feu et couvrez. Cuisez-le pendant 20 minutes à feu doux. Défaites le riz à la fourchette avant de le servir afin de laisser la vapeur s'échapper et d'empêcher les grains d'adhérer les uns aux autres.

TRUC 4 ÉTOILES

Si vous ne pouvez servir le riz immédiatement après la cuisson, recouvrez-le d'un linge et replacez le couvercle sur la casserole. Cette mesure empêchera le riz de devenir pâteux.

Pour le gourmet pressé...

Recettes de riz minute

Riz Pilaf

Faites sauter un oignon haché dans 15 ml (1 c. à table) de bouillon chaud. Versez-y 250 ml (1 tasse) de riz et faites cuire deux minutes jusqu'à ce que le riz devienne opaque. Versez 500 ml (2 tasses) de bouillon chaud. Couvrez et laissez cuire jusqu'à ce que le liquide soit absorbé. Parfumez à la cannelle et au gingembre. Tout en remuant, incorporez une petite poignée de noix ou de fruits séchés hachés.

Paella aux légumes

Faites sauter un oignon haché, une gousse d'ail hachée et 250 ml (1 tasse) de riz dans 25 ml (2 c. à table) de bouillon chaud jusqu'à ce que l'oignon soit transparent et que le riz soit légèrement doré. Versez 375 ml (1 1/2 tasse) de bouillon chaud, 250 ml (1 tasse) de tomates étuvées avec le jus, ainsi qu'une pincée de paprika, de piment de Cayenne et de safran broyé. Portez à ébullition, baissez le feu et laissez cuire 10 minutes à feu doux. Ajoutez 125 ml (1/2 tasse) de poivrons hachés, et la même quantité de pois surgelés et de maïs en grains. Couvrez et laissez mijoter 10 minutes à feu doux jusqu'à ce que tout le liquide soit absorbé et que le riz soit tendre.

Riz aux herbes

Ajoutez de la coriandre fraîche ou du persil frais haché au riz cuit. Vous pouvez également faire des expériences avec d'autres fines herbes.

Riz repas

Incorporez tout simplement au riz des légumes cuits, de la viande ou du poulet maigre. Excellente façon de passer les restes.

Riz blanc, riz brun. Riz à grains courts, riz à grains longs. Riz rouge, riz sauvage. Quelle formidable variété dans notre alimentation.

Le riz blanc représente presque 99 % du riz que nous mangeons. C'est dommage. Même en Asie, presque tout le riz consommé est poli, ce qui nous prive de ses fibres, de ses protéines, de ses vitamines et minéraux.

LE SAVIEZ-VOUS ? Les grains de riz de forme différente donnent des résultats différents une fois cuits. Plus le grain est court, plus le riz sera « collant ». Les riz à grains longs sont idéaux pour les plats en cocotte et pour les farces.

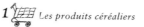

Que contient le riz brun ?

En choisissant un bon riz brun ou complet vous obtenez le grain de riz entier, non poli. Seule la balle et un peu de son en ont été retirés. Ce riz exige peut-être une cuisson plus prolongée que le riz blanc, mais il contient davantage de fibres et de minéraux. Et, contrairement à d'autres riz, il est une source de vitamine E.

Conseil Cœur atout

Combien de fibres alimentaires apporte 1 tasse de riz ?

250 ml (1 tasse)	Fibre
Riz blanc	1 g
Riz brun	3 g
Riz sauvage	4 g

En choisissant le riz brun de préférence au riz blanc, vous portez la quantité de fibres de 1 à 3 grammes.

Le riz étuvé est-il recommandable ?

Oui, il l'est. Ce riz est cuit sous pression à la vapeur. Ce procédé enfonce une certaine partie des éléments nutritifs du grain vers son centre constitué d'amidon ; de la sorte, les vitamines échappent au polissage. Malheureusement, ce grain est moins riche en fibres que le riz brun. Le mot « étuvé », qui évoque l'ébullition, peut donner à penser que ce type de riz a déjà bouilli et qu'il cuit rapidement, mais en fait il exige une cuisson aussi longue que le riz ordinaire.

Peut-on manger du riz précuit ou instantané sans crainte ?

Il s'agit des types de riz les plus « traités » et les plus coûteux qui soient. Même enrichis, ils n'offrent que peu de chose sur le plan nutritif.

Budget gras

Si vous achetez un emballage de riz préparé, vous n'avez pas besoin d'ajouter de matières grasses, même si les instructions le recommandent. Le goût n'en souffrira pas, et vous respecterez ainsi votre budget gras. Cependant, faire vos propres préparations de riz en utilisant vos fines herbes préférées est aussi simple.

Des produits céréaliers à profusion

Qu'on se passe le mot. Le secret le mieux gardé, ce sont les produits céréaliers délicieux qu'on peut trouver au supermarché. Par exemple, certains grains qui nous viennent du Moyen-Orient et des pays du pourtour méditerranéen, et dont plusieurs se cuisent en un rien de temps, souvent plus vite que le riz ou les pâtes.

Amarante   Une excellente céréale qu'on doit aux Aztèques. C'est la seule à apporter une quantité intéressante de calcium. Bonne source de fer également. Les grains sont aussi petits que des graines de pavot. Elle est à son meilleur mariée à une autre céréale. À cuire dans du bouillon ou du jus et à ajouter aux plats sautés à l'orientale.

Blé   Les grains de blés entiers sont riches en éléments nutritifs. On peut les manger comme céréales ou les incorporer au pain et aux muffins. Conservez ces pâtisseries au réfrigérateur, car autrement les huiles naturelles contenues dans le grain complet pourraient rancir.

Le boulghour ou blé concassé est souvent considéré comme le riz du Moyen-Orient. Avec un peu d'imagination on peut le servir de bien des façons : comme plat principal, en guise d'accompagnement ou en salade froide.

Le couscous est une spécialité nord-africaine, faite de semoule. On peut le considérer comme une sorte de pâte. Jetez-le dans l'eau bouillante, éteignez le feu et laisser cuire dans la chaleur résiduelle.

Orge   Délicieuse dans les soupes (voir la recette à la page 134), les ragoûts, les cocottes et comme simple céréale. L'orge mondé est plus nutritif que l'orge perlé mais exige une cuisson plus prolongée.

Quinoa   C'est un grain léger qui cuit sans coller, à la saveur délicate. Utilisez-le à la place du riz ou prenez-le comme base pour une salade. On l'appelle « le grain mère » parce qu'il est plus complet que les autres produits céréaliers sur le plan des protéines et qu'il est riche en vitamines et en minéraux. Il est moins cher qu'il n'y paraît à première vue, car son volume triple ou quadruple à la cuisson. On reconnaît qu'il est cuit quand il est transparent et que les germes se détachent en spirale du grain.

Sarrasin   Il s'agit en fait d'une graine. Il se présente nature ou rôti et moulu, et est alors connu sous le nom de kacha. Avant la cuisson de la kacha, enrobez les grains d'un œuf battu afin d'éviter qu'ils ne collent. Pour réduire les matières grasses, ne prenez que des blancs d'œufs battus.

Semoule de maïs   Grains de maïs moulus. Pour faire de la polenta à l'italienne, portez à ébullition 750 ml (3 tasses) d'eau légèrement salée ou de bouillon, incorporez ensuite lentement 250 ml (1 tasse) de semoule de maïs (pour éviter la formation de grumeaux, mouillez d'abord un peu la semoule et remuez ; c'est ce mélange que vous mettrez dans l'eau bouillante). Remuez constamment jusqu'à ce que la préparation commence à se détacher des parois de la casserole. La polenta peut être enfoncée dans un moule, gratinée puis découpée en carrés.

Guide de cuisson des produits céréaliers

(lire les instructions sur les emballages)

CÉRÉALE (1 TASSE)	EAU	CUISSON (EN MINUTES)
Amarante	250 ml (1 tasse)	30
Avoine		
Entier	500 ml (2 tasses)	60
Flocons	500 ml (2 tasses)	10
Blé		
Boulghour	500 ml (2 tasses)	15
Couscous	500 ml (2 tasses)	15
Grains	750 ml (3 tasses)	60
Millet	750 ml (3 tasses)	30
Orge		
Mondé	1 l (4 tasses)	100
Perlé (poli)	750 ml (3 tasses)	55
Quinoa	500 ml (2 tasses)	15
Riz		
Basmati blanc	375 ml (1 1/2 tasse)	15
Grains courts	500 ml (2 tasses)	20
Grains longs	500 ml (2 tasses)	20
Riz sauvage	1 l (4 tasses)	50
Sarrasin		
Kacha (rôti, décortiqué)	1,25 l (5 tasses)	12
Nature (entier)	500 ml (2 tasses)	15

Pour le gourmet pressé...
L'art de rehausser la saveur des **produits céréaliers**

- Pour rehausser la saveur des produits céréaliers, cuisez-les dans du bouillon ou encore dans du jus d'orange ou de tomate dilué.
- Pour donner une note orientale à votre plat, ajoutez de la sauce soja, des graines de sésame moulues et du gingembre râpé. Ou encore, essayez la poudre de cari avec de la coriandre fraîche, des poivrons, des oignons verts et des tranches d'orange. Pour une touche méditerranéenne, ajoutez de l'origan, du basilic, de la marjolaine et du persil haché.
- Pour un repas ou un accompagnement savoureux, incorporez aux produits céréaliers des légumes cuits (p. ex. des carottes, du céleri et des champignons), des fines herbes fraîches et votre sauce à salade hypocalorique préférée.
- Pour des salades froides délicieuses ajoutez des produits céréaliers cuits et froids à du thon, des légumes hachés (p. ex. des pois, des champignons, des poivrons, des oignons verts) et mélangez le tout avec une vinaigrette ou du jus de citron et un soupçon d'huile d'olive.
- Pour épaissir la soupe, jetez des produits céréaliers dans le bouillon.
- Pour vous habituer à la saveur prononcée de quelques-uns de ces produits céréaliers, mélangez-les à des produits céréaliers au goût plus discret. Vous pouvez par exemple marier la kacha et le riz brun.

Des biscuits ? Des pâtisseries ?

Disons-le franchement : il est impossible de justifier les biscuits et les pâtisseries d'un point de vue diététique. Ce sont des bombes de matières grasses et de calories. Mais qui en mange pour des raisons diététiques aussi ? En fait, les statistiques montrent qu'on mange en moyenne 5 kilos de biscuits par année ! Équilibrez votre consommation de biscuits en faisant bien attention aux autres matières grasses que vous ingérez dans la journée. Ainsi, vous ne perdrez pas la maîtrise de votre budget gras.

Les biscuits contiennent de la farine, des matières grasses et du sucre. Les meilleurs biscuits pour la santé sont ceux à base de farine de blé entier, faibles en matières grasses et en calories.

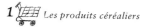
Quelques données sur les biscuits

Peu importe le gras utilisé, on a toujours avantage à ingérer moins de cet élément.

Les biscuits sans matières grasses peuvent néanmoins être très riches en sucre. Lisez les étiquettes et vérifiez le nombre de calories par portion.

- «Biscuit réduit en calories» décrit un biscuit qui contient moins de calories que le produit ordinaire, il ne s'agit pas pour autant d'un biscuit pauvre en calories. Ici encore, laissez-vous guider par l'étiquette et établissez des comparaisons.

- La mention «grains entiers» sur les tablettes granola signifie qu'elles peuvent contenir une petite quantité d'avoine, mais celle-ci peut être négligeable par rapport à la quantité de gras et de calories.

Faites à partir d'avoine, de noix et de graines, les tablettes granola sont riches en protéines et en fibres. Cela en ferait un choix valable si elles ne contenaient pas tant de calories et de matières grasses, lesquelles proviennent souvent des guimauves miniatures, des brisures de chocolat et de caramel ajoutés. Consultez l'étiquette pour connaître la quantité de matières grasses et le nombre de calories contenues dans une portion. Mangez-en si le cœur vous en dit, mais sans perdre de vue votre budget gras, et accordez votre préférence aux nouveaux produits, plus faibles en matières grasses et en calories.

Les meilleurs choix dans la section biscuits sont souvent les bons produits classiques. Les biscuits au gingembre et les biscuits Graham contiennent peu de matières grasses. Tout comme les tablettes aux fruits, les gaufrettes et les biscuits en forme d'animal. La bonne nouvelle, c'est que les fabricants connaissent notre prédilection pour les biscuits et qu'ils s'évertuent à en créer des plus faibles en matières grasses et en calories. Ouvrez l'œil.

Craquer pour des craquelins

Les craquelins peuvent constituer un choix bien avisé quand on surveille ses calories et sa consommation de gras et de fibres. Mais comment repérer les meilleurs ?

- Recherchez les variétés qui contiennent le moins de gras et de sel possible.
- Quand vous le pouvez, choisissez les craquelins faits de farine de blé entier.
- Parcourez la liste des ingrédients et assurez-vous que la farine de blé entier figure en haut de la liste.

Grands craquelins, petits craquelins, craquelins qui se mangent à la poignée, d'autres qui s'avalent en plusieurs bouchées – pas étonnant alors qu'on ne puisse facilement parler de « portion ». Vous êtes la seule personne à savoir combien vous en mangez à la fois. Essayez de manger des craquelins qui apportent le moins de calories possible.

Le palmarès des craquelins

Les craquelins suivants sont tous recommandables :

- Les « croustipains » et pains suédois
- Galettes de riz
- Toasts Melba
- Matzas (pain azyme)

Si un craquelin est graisseux au toucher ou s'il laisse un marque huileuse sur le papier, c'est qu'il est riche en matières grasses.

Les produits céréaliers en un coup d'œil

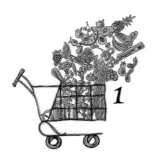

1. Recherchez les produits à base de produits céréaliers entiers.
2. Choisissez des produits céréaliers riches en fibres alimentaires (au moins 2 grammes par portion).
3. Essayez différentes sortes de produits céréaliers.

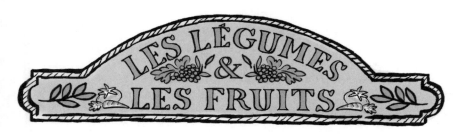

Ne craignez pas de remplir la grande section de votre chariot de légumes et de fruits

J'espère que vous avez laissé de la place dans votre chariot d'épicerie, car c'est maintenant que vous, consommateur Cœur atout, pouvez vraiment vous laisser aller. Allez-y et remplissez le chariot à ras bord. Les légumes et les fruits devraient constituer, avec les produits céréaliers, le gros de votre régime alimentaire.

Enfants, nous nous sommes tous fait dire de manger nos légumes, et nous en sommes venus à penser qu'ils n'étaient pas savoureux. Un laitue verte bien croquante ? Des petits pois verts tout juste sortis de leur cosse ? Des petites carottes ? Des petites pommes de terre nouvelles ? *Tout ça ne serait pas délicieux ?*

Il est vrai que les légumes peuvent être ennuyeux si l'on sert toujours les mêmes jour après jour, surtout en fin de saison. Introduisez donc un peu de variété. Pommes de terre bleues, tomates jaunes, votre supermarché regorge d'une multitude de variétés.

Et n'oubliez pas les fruits. Mordez à belles dents dans une pêche caressée par le soleil. Par une chaude journée d'été, rafraîchissez-vous avec des cubes bien froids de melon miel. Imaginez-vous le vert et le jaune du citron et de la lime dans un panier d'osier. Explorez le monde des fruits tropicaux. Au petit déjeuner, pourquoi ne pas mettre des cubes de papaye sur vos céréales (passez les pépins dans une sauce à salade, voir à la page 69).

Pas étonnant que les supermarchés étalent avec orgueil ces produits. En fait, la section des légumes et des fruits est la seule qui soit si belle qu'on la dote d'un miroir. Souvent, nous jugeons une épicerie à la fraîcheur et à l'attrait de ses légumes et de ses fruits. Ces aliments regorgent d'éléments nutritifs : antioxydants, produits phytochimiques, sucres complexes, fibres alimentaires, tous sont riches de substances que nous pouvons manger sans retenue. Et qui plus est, ils sont faibles en matières grasses.

Vous voulez des preuves ? Plus d'une centaine d'études montrent que les aliments végétaux jouent un rôle particulier dans la prévention des maladies cardiovasculaires, de l'obésité et du cancer.

Prenez-en cinq et davantage si possible !

Le *Guide alimentaire canadien pour manger sainement* recommande de consommer de 5 à 10 portions de légumes et de fruits par jour. Cela peut sembler beaucoup, mais n'ayez crainte: en fait, il n'en est rien.

> On entend par « portion » :
> 1 fruit ou légume de taille moyenne   125 ml (1/2 tasse) de jus de fruits
> 125 ml (1/2 tasse) de légumes cuits   250 ml (1 tasse) de salade

Une portion de fruits ou de légumes équivaut à la taille d'une balle de tennis.

Voici comment peuvent se présenter dix portions de légumes ou de fruits consommées en une journée bien normale.

Petit déjeuner: un petit verre de jus d'orange ou un demi-pamplemousse

Au milieu de l'avant-midi: une pomme

Au dîner: une soupe minestrone ou une grande salade, laitue et tomates dans le sandwich

Souper: soupe ou salade et une ou deux tasses de légumes; raisins ou demi-cantaloup au dessert

Goûter: petits fruits surgelés ou banane

Le budget gras et les légumes et les fruits

La plupart des fruits et légumes sont faibles en matières grasses. C'est pourquoi vous devez en remplir la plus grande section de votre chariot d'épicerie. Optez pour la diversité et vous aurez ainsi une grande variété d'éléments nutritifs. Parcourez la liste suivante et voyez comment vous avez l'intention de dépenser votre budget gras.

Budget gras
Légumes et fruits :

0 c. à thé de gras	la plupart des légumes et fruits jus de légumes et de fruits

1 c. à thé de gras	30 ml (2 c. à table) de noix de coco râpée 7 olives
2 c. à thé de gras	125 ml (1/2 tasse) de pommes de terre rissolées 10 frites
3 c. à thé de gras	1/2 avocat de taille moyenne

1 cuillerée à thé de matières grasses équivaut à environ 5 grammes de gras
Les nombres indiqués sont des valeurs moyennes.

Pour connaître les éléments nutritifs apportés par les légumes et les fruits et pour situer ces derniers dans l'ensemble du régime alimentaire, consultez l'Appendice à la page 137.

Budget gras

- Tartes aux fruits ? Non, merci ! Elles contiennent trop de matières grasses pour faire partie d'une portion de fruits.
- Allez-y doucement avec les frites. Elles sont peut-être à base de pommes de terre, mais les matières grasses qui les accompagnent risquent de peser lourd dans votre budget.
- Le gras des olives et des avocats est surtout mono-insaturé. Ces fruits sont donc une bonne façon de dépenser votre budget gras.

TRUC 4 ÉTOILES

« Remplissez votre chariot d'épicerie de toutes les couleurs que vous voudrez. Le vert de la laitue, du brocoli, des haricots verts et des courgettes. Le jaune des courges, des pamplemousses et des bananes. Le rouge des poivrons, des tomates et des pommes. L'orangé des courges et des abricots. Un tel spectre, étendu, garantit que vous obtenez toute la gamme des éléments nutritifs et des substances phytochimiques que les légumes et les fruits peuvent offrir.

Oyez ! Oyez !

Contrairement aux autres produits, les légumes et les fruits s'offrent au regard sans emballage. Cependant, s'ils étaient transformés et emballés eux aussi, voici ce qu'on pourrait lire sur les étiquettes :

- *Riche en fibres !*
- *Ne contient pas de cholestérol !*
- *Faible en matières grasses !*
- *Contient des substances phytochimiques et des antioxydants !*

Quelle aubaine ! Les légumes et les fruits regorgent d'éléments nutritifs et apportent peu de calories. C'est bon à savoir quand on veut rester en santé et qu'on fait attention à sa ligne.

Un régime alimentaire qui apporte une bonne quantité de fibres alimentaires peut contribuer à réduire les risques de maladies du cœur, de constipation, des cancer du côlon, du rectum, du sein, de l'obésité et de la diverticulose. Une pomme par jour ? Certainement !

LE SAVIEZ-VOUS ? Les substances phytochimiques sont des produits présents naturellement dans les plantes. Nous savons qu'elles protègent la plante. Les substances phytochimiques combattent le stress occasionné par la rudesse du climat et par les infections, mais nous ne savons pas encore comment elles agissent sur l'humain. Les recherches qui pointent vers leurs avantages possibles sont relativement récentes. Les scientifiques en sont toujours à essayer de percer les secrets de ces éléments nutritifs fascinants. C'est pourquoi il est sage de consommer davantage de légumes et de fruits plutôt que de se bourrer de suppléments qui ne fournissent peut-être pas la riche gamme d'avantages qu'apporte la plante dans son intégralité.

Vous trouverez des substances phytochimiques dans :

- les légumes crucifères comme le brocoli, le chou-fleur et le chou
- les légumineuses, notamment les produits dérivés du soja
- les graines de lin
- les carottes, le persil, le panais, le navet et les agrumes
- l'ail, l'oignon et la ciboulette

Mangez de ces produits à volonté.

Armez-vous de légumes et de fruits

Un tuyau de fer rouillé et une pomme coupée brunie n'ont peut-être apparemment rien en commun. Mais, en fait, les deux sont des exemples de l'action de l'oxygène au mauvais endroit et au mauvais moment. Un processus comparable risque d'endommager notre organisme.

La bonne nouvelle ? Des recherches récentes donnent à penser que trois vitamines, la vitamine A (bêta carotène), la vitamine C et la vitamine E viennent à notre rescousse, on les appelle antioxydantes. Les légumes et les fruits regorgent de vitamine A (sous forme de bêta carotène) et de vitamine C.

Vous trouverez la bêta carotène dans :

- les légumes feuillus vert foncé comme le chou fourrager, l'épinard, la moutarde de Chine, le chou vert frisé, le brocoli et la bette à carde
- les légumes jaunes et orangés comme la carotte, la courge, la citrouille et la patate douce
- les fruits jaunes et orangés tels que le melon, l'abricot, la mangue, la papaye et la pêche

Vous trouverez la vitamine C dans :

- les légumes : poivron, chou-fleur, brocoli, chou de Bruxelles, patate douce et pois mange-tout
- les fruits : agrumes, fraise, papaye, melon et kiwi
- le jus de ces fruits ou le jus enrichi de vitamine C

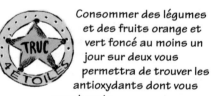

Consommer des légumes et des fruits orange et vert foncé au moins un jour sur deux vous permettra de trouver les antioxydants dont vous avez besoin.

• Ne vous laissez pas tromper par les apparences. Le maïs sucré et la betterave ont peut-être la bonne couleur, mais celle-ci ne révèle pas la présence de bêta carotène. Toutefois, ces aliments n'en sont pas moins valables.

• Bon nombre d'aliments riches en vitamine E contiennent également une quantité considérable de matières grasses; on pense ici aux huiles végétales, aux noix et graines, à la margarine et au germe de blé.

Que penser des fruits surgelés ?

N'hésitez pas à en acheter. Cueillis et congelés au sommet de leur maturité, les fruits surgelés ont la même valeur nutritionnelle que les fruits frais. Quelques heures seulement s'écoulent entre le moment de la cueillette dans le champ et la congélation. Les fruits surgelés sont traités sans cuisson; ainsi, la plupart des éléments nutritifs sont conservés. N'oubliez pas de lire les étiquettes; du sucre est parfois ajouté aux fruits, ce qui augmente énormément le nombre de calories qu'ils apportent.

Qu'en est-il des légumes et des fruits en conserve ?

Façon facile et économique de mettre de la couleur dans votre assiette, les légumes et les fruits en conserve sont des plus pratiques et vous donnent accès à la variété toute l'année durant. De nos jours, les produits en boîte conservent la majeure partie de leurs vitamines et minéraux, quoique les vitamines hydrosolubles risquent d'être détruites par les températures élevées utilisées dans le processus de mise en boîte.

Tirez le meilleur parti des légumes et des fruits en conserve

• Les minéraux tels que le calcium et le fer risquent de se dissoudre dans le liquide de conservation. Vous pouvez vous servir de ce liquide dans les soupes ou pour remplacer l'eau dans la cuisson du riz. Toutefois, ils sont souvent très salés. Recherchez donc les étiquettes qui portent la mention « faible en sel ».

• Les fruits en boîte sont parfois conservés dans du sirop, ce qui double le nombre de calories qu'ils apportent. Accordez votre préférence aux variétés conservées dans l'eau ou dans le jus.

Est-ce que je devrais ajouter des fruits séchés à ma liste de provisions ?

Raisins secs, pommes et abricots séchés, tous ces fruits séchés suavement sucrés sont délicieux, et il est opportun d'en mettre dans les céréales ou dans les salades. En plus de leur attrait naturel, les fruits séchés regorgent d'éléments nutritifs : des minéraux, comme le fer, le cuivre et le potassium; des vitamines aussi, même s'il est vrai que la vitamine C se perde souvent dans l'opération de séchage. Voilà pour les bonnes nouvelles. Par ailleurs, dans les fruits séchés, tout est concentré, et les calories également. Mangez-en donc en quantités modérées. Si vous êtes allergique aux sulfites, évitez les fruits séchés que sont les raisins secs, les pruneaux et les pêches, qu'on traite parfois aux sulfites pour en empêcher le brunissement.

Les légumes pelés, coupés et prêts à servir sont tellement pratiques. Est-ce que j'y perds sur le plan de la valeur nutritive ?

Quand vous êtes pressé, c'est une façon merveilleuse de gagner du temps dans la cuisine. En revanche, ces légumes sont un peu plus chers. Assurez-vous que vous achetez des produits frais, empressez-vous de les mettre au réfrigérateur et mangez-les avant la date de péremption.

Comment puis-je protéger ma famille des résidus de pesticide contenus dans les légumes et les fruits ?

- Achetez des produits cultivés dans votre région.
- Consommez les produits quand ils sont de saison.
- Mangez des produits variés afin d'éviter de vous exposer à un pesticide en particulier.
- Si vous ne les pelez pas, lavez soigneusement les fruits et les légumes et rincez-les bien.
- Pelez les oranges et les pamplemousses au couteau ; évitez de mordre dans l'écorce.
- Jetez les feuilles externes des légumes feuillus comme la laitue et le chou ainsi que les feuilles situées au sommet du céleri et du chou-fleur.
- Dans la mesure du possible, pelez les légumes et les fruits dont la peau est cirée. Même si ces cires ne présentent pas de danger en soi, elles emprisonnent les résidus de fongicides et de pesticides.

Les aliments biologiques

Au Canada, les aliments qui portent la mention «biologique» ou «de culture biologique» doivent satisfaire à certaines normes mises de l'avant par l'État et des agences locales indépendantes. Acheter des produits de culture biologique, c'est donner son appui à un certain type d'agriculture qui respecte le sol et protège en même temps l'eau et les personnes qui travaillent aux champs. Bien des gens croient que les produits de culture biologique offrent davantage sur le plan de la nutrition. En vérité, nous n'avons pas de certitude à ce sujet. La richesse en éléments nutritifs d'une plante est davantage fonction de ses gènes, du climat, du moment de la cueillette, des conditions de transport et d'entreposage que du type d'engrais utilisé pour sa culture ou du sol dans lequel elle a poussé.

Les produits biologiques coûtent souvent plus cher, et leur aspect n'est peut-être pas aussi attrayant que ceux vendus dans les supermarchés.

Des épinards ? Berk !

On ne peut contraindre les enfants à manger ce qui ne leur plaît pas, mais on peut tenter de les y inciter, par la voie subtile. S'ils sont assez vieux, demandez-leur de vous aider à préparer le souper. Même les plus petits s'amuseront à déchiqueter de la laitue pour une salade. S'ils ont eux-mêmes pelé une carotte, il leur sera difficile de lui dire «non» quand ils la retrouveront dans leur assiette. À propos des carottes, les enfants préfèrent les légumes croquants et aux couleurs vives. Les carottes donc, mais aussi les poivrons rouges en lanières, les pois mange-tout, les bouquets de brocoli, les jeunes haricots verts; on pourrait allonger la liste. Les enfants préfèrent habituellement les crudités, ce qui signifie moins de travail pour vous! Servez-les dans une assiette accompagnés d'une trempette faible en matières grasses; c'est tellement plus amusant ainsi.

Annoncez à vos enfants qu'ils vont jouer à la trempette! Mélangez à parts égales de la mayonnaise faible en matières grasses et du yogourt léger, assaisonnez au goût de ketchup ou d'un sachet de soupe à l'oignon.

• Les légumes crucifères sont censés protéger contre certaines formes de cancer. Le mot «crucifère» vient de «croix» car les fleurs de ces légumes ont leurs pétales disposés en croix. On pense ici au chou, au brocoli, aux choux de Bruxelles, au chou-fleur, au chou-rave (ce légume a l'aspect d'un spoutnik), au chou vert frisé et au navet.

• En mûrissant, les fruits deviennent plus sucrés et les légumes plus farineux. Dans le processus de maturation, l'amidon des fruits se transforme en sucre. Pour ce qui est des légumes, le processus est inversé, et ils deviennent plus secs et farineux avec le temps.

Voici un truc pour accélérer la maturation des fruits. Ne les exposez pas directement au soleil, car la chaleur et la lumière risqueraient d'entraîner une détérioration des éléments nutritifs. Mettez plutôt les fruits dans un sac de papier que vous aurez perforé de quelques trous et que vous laissez dans un endroit frais. Le fait de mettre une pomme dans le sac accélère le processus de mûrissement. En effet, les pommes dégagent de l'éthylène, un gaz naturel qui provoque la maturation des fruits. En fait, c'est ce gaz qui est souvent utilisé pour forcer les fruits à mûrir après la cueillette. Il n'est pas sans danger. À cause de cette propriété, on doit écarter les pommes des autres fruits qui ont déjà atteint leur maturité. Pour ralentir le processus, placez les fruits au réfrigérateur.

Des fruits et des légumes, le plus souvent possible

Les légumes frais offrent une façon merveilleuse d'augmenter votre consommation de fibres et de vitamines. Et sur le plan économique ils sont irréprochables. Achetez des légumes de saison, quand ils sont à leur meilleur. Ainsi vous obtenez un maximum de saveur. Consommez-les frais.

Plus un légume pousse près de chez vous, meilleur est généralement son goût. Vous-même savez comment vous vous sentez après un voyage de trois ou quatre jours. Il en va de même pour les légumes ! Préparer de la salade soir après soir peut devenir une corvée. Alors, pourquoi ne pas faire le plus gros du travail dès que vous déballez vos emplettes ? Lavez les laitues et placez-les dans un sac de plastique dans lequel vous aurez pris soin de mettre de l'essuie-tout pour absorber l'excès d'humidité. Vous n'aurez plus qu'à déchirer les feuilles en bouchées au besoin. Ce que vous risquez de perdre en vitamine C, vous le gagnerez en temps. À vous de choisir.

Sont-ils frais ? Ayez vos légumes à l'œil !

Ail
Les têtes d'ail doivent être fermes et lourdes, sans germes verts ni parties molles.

Artichauts
Recherchez les artichauts aux feuilles bien serrées, sans meurtrissures. Serrez l'artichaut dans votre main : un artichaut frais doit « gémir ».

Asperges
Les tiges d'un vert brillant, aux pointes bien fermées sont au summum de leur forme. Au supermarché, on en conserve la fraîcheur grâce à l'eau froide et à la réfrigération. Faites de même chez vous.

Aubergines
La peau doit en être d'un satin violet foncé. Les aubergines fermes et lourdes sont les meilleures. Laissez de côté celles qui présentent des meurtrissures ou des parties molles. Les fruits munis d'un petit « nombril » à la base contiennent moins de pépins.

Avocats
Recherchez les avocats à la peau impeccable. S'ils sont durs, laissez-les mûrir sur la surface de travail de votre cuisine. S'ils sont mous, gardez-les au réfrigérateur. Rappelez-vous qu'un avocat apporte 3 cuillerées à thé de matières grasses mono-insaturées.

Betteraves Donnez priorité aux betteraves dodues et fermes. Essayez d'en trouver qui ont encore leurs feuilles. Celles-ci, intéressantes sur le plan nutritif, peuvent être servies étuvées.

Brocoli Les tiges doivent être tendres et croquantes et se laisser briser facilement. Les bouquets doivent être du vert le plus foncé possible. S'ils sont jaunes, c'est que le brocoli est trop vieux. Faites-le cuire rapidement pour ne pas vous exposer trop longtemps aux odeurs de cuisson. Passez les feuilles riches en bêta carotène dans une soupe.

Carottes Laissez les carottes pâles et molles à l'épicerie. Avant d'entreposer des carottes, enlevez-en les feuilles, susceptibles de laisser échapper l'eau du légume.

Céleri Choisissez les pieds fermes aux tiges serrées les unes contre les autres et couronnées de feuilles bien vertes. Le céleri vert foncé est souvent filandreux.

Champignons Recherchez les champignons aux chapeaux bien serrés, sans meurtrissures ni parties molles. Conservez-les dans un sac de papier. Le plastique les rendrait pâteux.

Choux Que vous le preniez vert ou rouge, choisissez un chou ferme et lourd, aux feuilles bien serrées. Vous apercevez des trous? C'est qu'un ver est passé là avant vous.

Choux de Bruxelles On en reconnaît la fraîcheur à l'intensité du vert et aux feuilles bien serrées. Comme avec le chou, surveillez le passage des vers.

Choux-fleurs Des bouquets blancs, fermes et propres, des feuilles d'un vert vif témoignent de sa fraîcheur.

Concombres Recherchez les concombres fermes, d'un vert vif. Négligez ceux dont les extrémités sont ratatinées.

Courges d'été Les courgettes et les courges naines, tendres et à la peau mince, sont à leur meilleur quand elles sont de taille petite ou moyenne. Recherchez les courges dodues, fermes, lourdes, de couleur vive et uniforme.

Courges d'hiver La courge poivrée, la courge musquée, la courge spaghetti et la citrouille ne sont que quelques-uns des membres de cette glorieuse famille de fruits riches en bêta carotène (vitamine A). Recherchez les courges de couleur foncée, à l'écorce lisse et sans fêlures. Les courges doivent être lourdes en main. Entreposées dans une endroit frais et sombre, les courges d'hiver se gardent plusieurs semaines.

Épinards Recherchez les épinards aux petites feuilles vert vif et aux tiges fines. Ils ne doivent pas sentir le renfermé.

Haricots Dans la mesure du possible, achetez-les en vrac et choisissez celles de couleur vive et veloutées au toucher. Laissez de côté celles pleines de grosses fèves. Elles seraient vieilles et dures.

Légumes feuillus Pour les feuilles qui se mangent cuites, telles que le chou vert frisé, la bette à carde et la moutarde de Chine, prenez les spécimens les plus frais et aux couleurs les plus vives que vous puissiez trouver. Jetez les feuilles extérieures.
Pour les feuilles à salade, il suffit de les rincer, de bien les sécher, de les envelopper dans un linge et de les conserver dans le tiroir à légumes du réfrigérateur jusqu'à utilisation.

Maïs Écartez quelques feuilles pour inspecter les grains: ils doivent être dodus, fermes et en rangs bien serrés.

Navets Les petits navets sont sucrés. Ceux qui sont fermes, à la peau lisse sont les plus savoureux.

Oignons Plus ils sont durs, mieux ça vaudra. Un oignon présentant des régions molles ou des germes verts a déjà fait son temps.

Pak-choï Variété de chou chinois. Les tiges doivent être fermes et blanches, garnies de feuilles veinées vert foncé. La cuisson chasse le goût âcre des feuilles et adoucit les tiges.

Patates douces Recherchez les patates à la peau douce, sans rides. Assurez-vous que les extrémités ne sont pas décolorées. Plus un légume-racine est jeune, plus il est sucré.

Poivrons Prenez les poivrons les plus fermes et les plus colorés qui soient. Les parois doivent être épaisses.

Pommes de terre Évitez d'acheter celles qui sont ratatinées, molles, vertes ou en pleine germination. Conservez-les dans un sac de papier brun ou une armoire sombre, à température ambiante et non au réfrigérateur, où leur amidon se transformerait en sucre, ce qui en altérerait le goût. Prenez soin d'enlever toute région verte avant la cuisson, mais mangez la peau chaque fois que vous en avez l'occasion.

Sui-choï Vous connaissez peut-être ce petit chou sous le nom de chou chinois ou de nappa. Quoi qu'il en soit, il s'agit d'un légume de forme cylindrique, aux tiges blanches et croquantes et aux feuilles frisées vert pâle.

Tomates Choisissez-les une à une. Laissez de côté celles qui ne sont pas dodues et fermes ou qui sont trop mûres ou meurtries. Gardez-les sur le plan de travail de la cuisine et non au réfrigérateur.

• Doublez votre consommation de fibres alimentaires en mangeant les pommes de terre avec leur peau.

• Au lieu de faire sauter les légumes dans l'huile, faites-les revenir dans un peu de bouillon ou de sauce à salade faible en matières grasses.

Sept façons d'obtenir un maximum de valeur nutritive pour votre argent

1. Préparez les légumes et les fruits immédiatement avant de les cuisiner.
2. Faites cuire les légumes avec leur pelure.
3. Faites-les cuire à la vapeur, au four à micro-ondes ou faites-les griller.
4. Faites-les cuire le moins longtemps possible.
5. Faites-les cuire en gros morceaux plutôt qu'en petits cubes.
6. Couvrir les jus et les conserver au réfrigérateur une fois ouverts.
7. Mangez un maximum de légumes et de fruits crus.

pour le gourmet pressé...

Toute la saveur des légumes

Salade de chou multicolore

Mélangez du chou rouge et vert haché finement, des raisins secs, une pomme hachée et quelques noix de Grenoble hachées. Retournez le tout dans un mélange de mayonnaise faible en matières grasses et de yogourt maigre.

Carottes glacées

Faites cuire les carottes à la vapeur jusqu'à ce qu'elles soient tendres mais encore croquantes. Enrobez-les de jus d'orange et de miel et cuisez jusqu'à ce qu'elles présentent un aspect glacé. On peut remplacer le jus d'orange et le miel par un savoureux mélange de marmelade d'orange, de jus de citron et une noix de margarine.

Chou-fleur aux amandes

Faites revenir les bouquets dans le bouillon ou l'eau et retournez-les dans du persil et des amandes rôties.

Maïs parfait

Mettez du sucre dans l'eau de cuisson afin de rehausser la douceur des grains. Le sel fait durcir le maïs.

Le secret de l'aubergine révélé

L'aubergine boit l'huile comme une éponge. Réduisez la quantité d'huile nécessaire à la cuisson en la faisant griller au four. Coupez l'aubergine en tranches épaisses dans le sens de la longueur, piquez-les à la fourchette et badigeonnez-les d'un mélange d'huile, d'ail haché et de fines herbes. Faites griller les tranches jusqu'à ce qu'elles soient dorées.

Vous préférez l'aubergine sans la peau? Laissez-la entière, ou coupez-la en deux, piquez-la un peu partout à la fourchette, déposez-la sur une plaque, face coupée orientée vers le bas, et passez-la sous l'élément de grillage du four jusqu'à ce que la peau présente des cloques et qu'elle noircisse. Mettez ensuite dans un sac de papier pendant quelques minutes: la peau s'enlèvera aisément.

Concombre à la grecque

Râpez un concombre dans un bol, exprimez-en le jus puis ajoutez du yogourt faible en matières grasses, de l'aneth, de l'ail émincé et du sel au goût.

Tomates séchées au soleil

Disposez les tranches de tomates en une couche simple sur une plaque à biscuits. Faites cuire dans un four chauffé à 200 °C (400 °F) pendant environ huit minutes ou jusqu'à ce que les tranches soient légèrement dorées et croustillantes. Conservez dans un bocal au réfrigérateur. Les tomates séchées au four rehaussent merveilleusement bien les pâtes.

Légumes rôtis au four

Coupez une aubergine, des poivrons, des champignons, de la courge musquée ou une courgette en cubes de 2,5 cm (1 po) et retournez-les dans un mélange d'huile d'olive, d'ail et de fines herbes. Vous pouvez ajouter du vinaigre balsamique au goût. Disposez les cubes sur une plaque à biscuits, la pelure orientée vers le haut et faites rôtir à 200 °C (400 °F) jusqu'à ce qu'ils soient dorés, ce qui devrait prendre de 15 à 30 minutes. Pendant la cuisson, secouez la plaque à quelques reprises afin d'empêcher les légumes d'adhérer.

On peut les utiliser en salade, sur de la laitue croquante, les mettre dans des pâtes ou en décorer une croûte à pizza garnie de salsa, de fromage faible en matières grasses et de quelques pincées de parmesan.

Ratatouille

Faites revenir de gros morceaux non pelés d'aubergine, de tomates, d'oignon, de poivrons verts ou rouges, de courgette et un peu d'ail haché dans un peu d'huile d'olive. Aromatisez de basilic, de thym et d'origan. Couvrez et laissez mijoter les légumes 30 minutes dans leur propre jus. Préparez la ratatouille en grandes quantités. Ce mets est divin, servi chaud ou froid. On peut passer la ratatouille au mélangeur et obtenir ainsi une soupe maison. La ratatouille se laisse congeler très facilement.

Salade aux tomates minute

Mélangez des tomates hachées, un oignon haché et de la mozzarella coupée en cubes. Mouillez de vinaigre de vin rouge et d'huile végétale. Peut-on imaginer plus simple?

Frites minceur

Coupez de grosses pommes de terre en quartiers et badigeonnez-les légèrement d'huile. Saupoudrez de basilic ou de paprika. Disposez sur une plaque à biscuits vaporisée d'un enduit antiadhésif ou doublé de papier sulfurisé. Faites cuire dans un four chauffé à 230 °C (450 °F) pendant 40 minutes. Retournez les quartiers au besoin.

Pommes de terre grillées

Coupez les pommes de terre en quartiers, en laissant la peau pour un supplément de valeur nutritive. Faites-les cuire quelques minutes au micro-ondes jusqu'à ce qu'elles soient presque cuites. Retournez-les dans de la vinaigrette italienne faible en matières grasses. Passez sous l'élément de grillage du four pendant 2 à 3 minutes. Retournez-les et poursuivez le grillage. Arrosez encore d'un peu de vinaigrette et servez. Miam-miam!

Les bûchettes

Les enfants adorent ces branches de céleri servies en guise de collation. Farcissez-les de beurre d'arachide et garnissez-les de quelques raisins secs.

Devinez le nom du légume le plus populaire auprès des enfants en Amérique du Nord.

La réponse? La pomme de terre. Sous forme de frites.

Et c'est dommage, car elle est alors noyée dans les matières grasses. Une grosse pomme de terre n'apporte que 180 calories. Une fois transformée en frites, sa valeur calorique montera en flèche à 600 calories. Voyez ci-dessus une recette de frites faibles en matières grasses qui a l'heur de plaire aux enfants.

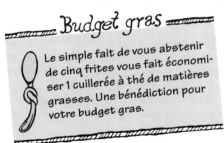

Budget gras

Le simple fait de vous abstenir de cinq frites vous fait économiser 1 cuillerée à thé de matières grasses. Une bénédiction pour votre budget gras.

Conseils culinaires

Plus vous faites bouillir les légumes, plus vous perdez des vitamines. Dans la mesure du possible, contentez-vous d'étuver les légumes ou de les cuire au micro-ondes. Si vous les avez fait bouillir, réutilisez l'eau de cuisson dans une soupe.

Conseils pour la conservation

- Conservez la plupart des fruits au réfrigérateur pour interrompre le processus de mûrissement.
- Conservez les légumes feuillus dans le tiroir à légumes du réfrigérateur ou dans des sacs imperméables dans lesquels vous aurez glissé une feuille d'essuie-tout afin d'absorber l'humidité.
- Les pommes de terre, les carottes, les patates douces et les autres légumes-racines se conservent idéalement dans un milieu frais et humide, qui les empêche de se flétrir.
- Congelez rapidement les restes de légumes crus et utilisez-les ultérieurement dans les soupes et bouillons.
- Achetez les carottes, panais, betteraves, navets et autres légumes d'automne bien connus sans les feuilles, ou enlevez celles-ci en arrivant à la maison. Ces feuilles ont belle allure mais elles puisent beaucoup d'éléments nutritifs et d'eau dans les racines, c'est-à-dire la partie de la plante qui vous intéresse.

pour le gourmet pressé...

Cinq façons de présenter les pommes de terre

Voici cinq façons saines de tirer le meilleur parti des pommes de terre en robe des champs.

- Garnissez les pommes de terre au four de yogourt faible en matières grasses aromatisé de vinaigre, de persil et d'oignons verts.
- Décorez les pommes de terre nouvelles d'oignons verts hachés, de ciboulette, d'aneth frais ou de romarin.
- Pour donner une touche asiatique mystérieuse à vos pommes de terre, mettez du poivre noir moulu et quelques gouttes d'huile de sésame, ou aromatisez tout simplement les pommes de terre de quelques gouttes de sauce soja légère (réduite en sel).
- Déposez sur les pommes de terre une noix de margarine réduite en matières grasses mélangée à du jus de citron ou à de la moutarde de Dijon.
- Incorporez du bouillon ou du vin dans une purée de pommes de terre et de légumes cuits. Essayez le brocoli, les asperges et la courgette.

Mettez l'accent sur les fruits frais

Achetez vos fruits en vrac plutôt que déjà emballés. Vous aurez ainsi le loisir de les choisir un à un.

Ananas La chair doit céder sous une légère pression des doigts.

Baies (petits fruits) Si leur contenant est humide ou taché, allez voir ailleurs. Cela signifie que les fruits situés au fond sont en train de se décomposer. Achetez des baies entières, sans moisissure. Si vous le pouvez, acheter les fraises en vrac et choisissez-les une à une.

Bananes Elles mûrissent avec le temps. Achetez-les donc en fonction de vos besoins: des vertes pour plus tard, des mûres pour manger pendant que vous déballez vos emplettes.

Cerises Achetez-les mûres et évitez celles qui sont collantes. Elles « contamineraient » les autres.

Citrons et limes Choisissez les agrumes gros et dodus au poids relativement élevé, de couleur vive et à la peau lisse.

Kiwis S'ils cèdent sous la pression du doigt, c'est qu'ils sont mûrs.

Mangues Choisissez les fruits fermes, sans taches, à l'odeur suave et qui cèdent sous une légère pression. Lavez-vous les mains après les avoir manipulées. Les mangues contiennent une substance à laquelle vous pourriez être sensible.

Melon d'eau Il est à son meilleur quand sa peau est lisse, qu'elle a un reflet légèrement mat et qu'elle est d'un jaune crème en-dessous. Ses extrémités devraient céder légèrement sous la pression. Le test ultime? Frappez le melon. Un son étouffé trahit un fruit qui n'est pas encore mûr. Un son creux révèle un melon trop vieux.

Melons miel et cantaloups Recherchez les fruits à la peau sans éclat et veloutée. Inspectez le sommet du melon. Une cicatrice profonde et lisse témoigne du fait que le melon a été cueilli à point. La base du fruit devrait céder légèrement sous la pression. Humez le melon. Vous pouvez acheter des melons avant maturité et les laisser mûrir à température ambiante.

Nectarines	Choisissez des nectarines dodues, légèrement lisses près de la fente. Les nectarines dures et vertes risquent de ne jamais mûrir.
Oranges	Prenez des oranges fermes, lourdes et exemptes de taches ou de rides.
Pample-mousses	Recherchez les pamplemousses fermes et élastiques. Comparez-les en les soupesant. Les pamplemousses lourds et à l'écorce mince sont les plus juteux.
Papayes	Recherchez celles qui sont presque jaunes, à l'odeur agréable. Exercez une légère pression sur le fruit: il devrait céder un peu, sans donner l'impression de mollesse.
Pêches	Recherchez les pêches un peu molles, à l'arôme distinctif. Achetez les pêches au fur et à mesure, mûres ou presque mûres. Une fois éloignées de leur arbre, les pêches cessent de mûrir.
Poires	Prenez les poires fermes et sans meurtrissures qui cèdent sous la pression. La couleur importe peu. Vous pouvez même les acheter vertes et les laisser mûrir à température ambiante.
Pommes	Si elles sont molles, ne les achetez pas.
Prunes	Les prunes doivent être légèrement molles et avoir une peau parfaite. Achetez-les mûres.
Raisins	S'ils sont dodus et qu'ils ont l'air appétissants, c'est qu'ils le sont. Les tiges devraient être vertes et souples.
Rhubarbe	Choisissez les tiges fermes et croquantes. Jetez les feuilles.

LE SAVIEZ-VOUS Les kiwis et les pommes produisent de l'éthylène qui accélère le processus de maturation des fruits environnants. Isolez donc les kiwis et les pommes des autres fruits, à moins que vous ne recherchiez cet effet accélérateur.

Si les ananas sont vendus à l'unité et à prix fixe et qu'ils sont de tailles différentes, prenez le plus gros. Étant donné que l'épaisseur de la peau est constante, vous obtiendrez davantage de fruit pour votre argent.

pour le gourmet pressé...

Tout simplement des **fruits**

Pommes au four

Ce dessert remplira la cuisine de l'arôme de la cassonade fondue et de la cannelle. La meilleure variété à utiliser ici est la Granny Smith.

Étrognez les pommes, remplissez-les d'un mélange de cannelle, d'une petite quantité de sucre et de raisins secs. Déposez dans un plat allant au four, versez un peu d'eau, couvrez et faites cuire pendant 30 minutes dans un four chauffé à 180 °C (350 °F). Retirez le couvercle et poursuivez la cuisson pendant encore 30 minutes.

Remarque : Pour aider les pommes à conserver leur forme pendant la cuisson, passez un couteau autour du centre pour ne briser que la peau quand vous les étrognez et les farcissez.

Raisins et yogourt

Mélangez du yogourt faible en matières grasses, quelques gouttes de jus de citron et un soupçon de cassonade. Incorporez à ce mélange des raisins rouges ou verts. Réfrigérez et laissez les saveurs se marier.

Abricots sur le gril

Plat d'accompagnement merveilleux à servir l'été. Il suffit d'enfiler des abricots frais dénoyautés sur des brochettes de bois (que vous aurez pris soin de laisser tremper une demi-heure dans l'eau afin d'éviter qu'elles ne brûlent). Badigeonnez les fruits légèrement d'un peu de cassonade fondue ou de miel et laissez griller environ trois minutes. Retournez les brochettes, arrosez les abricots encore une fois et faites griller jusqu'à ce qu'ils soient à point.

Gourmandise aux poires chaudes

Dans du jus de fruits, faites revenir des poires non pelées, coupées en tranches. Ajoutez une pincée de muscade, de cannelle ou de gingembre. Servir immédiatement avec un sorbet aux fruits.

Brochette de fruits

Préparé en quelques secondes, ce dessert est une manière facile d'inciter vos enfants à manger davantage de fruits. Enfilez tout simplement des cubes de melon et des fraises entières sur une brochette. Vous pouvez également mettre des bananes, des tranches de pêche ou des prunes coupées en deux, ou tout ce qui vous passera par la tête. Servez avec du yogourt faible en matières grasses à la vanille, en guise de trempette.

Sauce à salade à la papaye

Cette préparation est suffisamment simple pour que vous puissiez la faire en famille et, en même temps, suffisamment raffinée pour épater vos amis. Mélangez des morceaux de papaye avec les graines (oui, on peut les manger) et une simple vinaigrette au vinaigre balsamique (voir la recette à la page 114). Accompagnez de laitues vertes (aussi vertes que possible). C'est tout !

Bananes congelées

Mes enfants adorent ce dessert qui vous sera des plus utiles pour passer un lot de bananes trop mûres. Il suffit de couper les bananes en gros morceaux et de les congeler individuellement dans des sacs de plastique. Mangez froid.

Boisson Moustache

Le matin, si vous êtes trop pressé pour manger, pourquoi ne pas boire votre petit déjeuner ! Cette boisson est aussi délicieuse qu'un lait frappé mais est beaucoup plus saine.

Mettez une banane, une demi-tasse de lait écrémé et un soupçon de vanille dans le mélangeur. Ajoutez des fruits frais ou surgelés au goût. Actionnez l'appareil pendant 30 secondes. Les enfants adorent la moustache que leur donne cette boisson.

Délice aux petits fruits congelés

Aller cueillir des baies dans une ferme de la région est l'une de nos sorties estivales préférées. Nous en mangeons tout de suite, mais nous prenons toujours le soin d'en congeler de bonnes quantités en vue de l'hiver. Étalez les fruits sur une plaque à biscuits et laissez-les toute une nuit au congélateur. Jetez-les ensuite dans un sac de plastique. Ils peuvent se conserver pendant des mois, quoique ceci se produise rarement chez nous. Mangez-les directement au sortir du sac de congélation, ou mettez-en dans la boisson Moustache. Vous avez raté la saison des fruits ? Vous trouverez dans le congélateur de votre supermarché des framboises, des fraises et des bleuets à longueur d'année.

Les légumes et les fruits en un coup d'œil

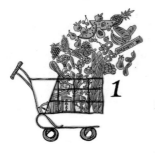

1. Remplissez votre chariot d'épicerie de légumes et de fruits variés. Ils sont riches en éléments nutritifs, ils représentent une bonne source de fibres alimentaires et sont pour la plupart faibles en matières grasses.

2. Achetez les fruits de votre région, quand ils sont de saison; vous aurez ainsi un maximum de fraîcheur pour votre argent.

3. Les légumes et les fruits surgelés sont une solution de rechange valable quand les produits frais sont hors de saison.

La section n° 2 de votre chariot d'épicerie

Les produits laitiers

La viande et les substituts

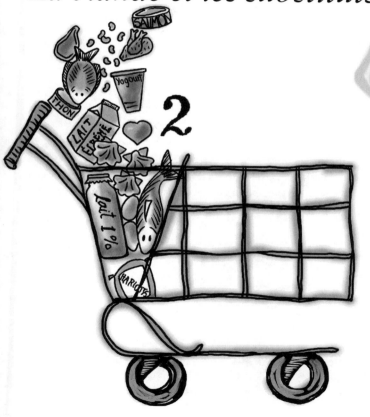

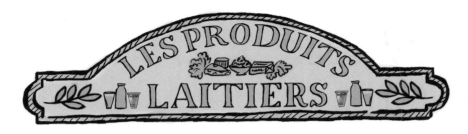

Usez de modération quand vous remplissez la deuxième section de votre chariot.

Nous en sommes maintenant à la section n° 2 de votre chariot, la section des produits laitiers. Ici, vous devez être un peu plus circonspect dans vos choix. Le lait est un aliment à haute valeur nutritive, qui regorge d'éléments essentiels à une bonne santé. Qu'il s'agisse des protéines, des glucides, des nombreux minéraux et vitamines, le lait a énormément à offrir ! Même lorsque nous avons passé l'âge du verre de lait et des biscuits, il est toujours important de consommer suffisamment de lait. Cependant, le lait entier et les produits qui en dérivent contiennent énormément de gras saturé et de cholestérol. C'est pourquoi ces aliments se retrouvent dans une section plus petite du chariot.

S'il est vrai que nous pouvons nous gaver de produits céréaliers, de légumes et de fruits, nous devons examiner les produits laitiers plus longuement avant de les déposer dans le chariot.

Heureusement pour le consommateur Cœur atout, ceci est chose facile. Une fois le problème du gras du lait écarté, nous nous trouvons devant un choix Cœur atout. Jetez un coup d'œil dans la section des produits laitiers, et vous constaterez que les industriels ont tenu compte de nos exigences de consommateur dans le sens de produits à plus faible teneur en matières grasses.

Le Lait

Le *Guide alimentaire canadien pour manger sainement* recommande de consommer au moins deux portions de produits laitiers par jour. Cette quantité peut toutefois varier en fonction de l'âge.

Enfants âgés de 4 à 9 ans :	2 à 3 portions
Jeunes âgés de 10 à 16 ans :	3 à 4 portions
Adultes :	2 à 4 portions
Femmes enceintes et allaitantes :	3 à 4 portions

On entend par « portion » :
250 ml (1 tasse) de lait

50 g de fromage fondu (2 tranches)

50 g de fromage
(cube de 1 po sur 1 po sur 3 po)
175 ml (3/4 tasse) de yogourt

Le budget gras avec les produits laitiers

Il est vrai que beaucoup de produits laitiers sont relativement riches en matières grasses, mais on trouve facilement des solutions de rechange moins grasses. C'est pourquoi vous devez penser à votre budget gras avant de remplir la section n° 2 de votre chariot.

Parcourez la liste suivante et voyez comment vous avez l'intention de dépenser votre budget gras.

Budget gras

0
c. à thé de gras

lait écrémé
yogourt sans matières grasses

½
c. à thé de gras

250 ml (1 tasse) de lait à 1 %
250 ml (1 tasse) de babeurre

1
c. à thé de gras

30 ml (2 c. à table) de parmesan
50 ml (1/4 tasse) de ricotta faible en matières grasses
250 ml (1 tasse) de lait à 2 %
250 ml (1 tasse) de cottage à 2 %

2
c. à thé de gras

50 g fromage fait à partir de lait partiellement écrémé (cube de 1 po sur 1 po sur 3 po)
125 ml (1/2 tasse) de crème glacée nature
250 ml (1 tasse) de lait entier
250 ml (1 tasse) de cottage à 4,5 %

4
c. à thé de gras

50 g de fromage à pâte dure
(cube 1 po sur 1 po sur 3 po)

1 cuillerée à thé de matières grasses équivaut à environ 5 grammes de gras
Les nombres indiqués sont des valeurs moyennes.

Conseil Cœur atout Le gras contenu dans les produits laitiers est le plus souvent saturé, ce qui invite donc le consommateur à la prudence et à choisir les produits à base de lait écrémé.

Budget gras

Les avantages de la crème, du fromage à la crème et de bien des friandises congelées sur le plan nutritionnel sont annulés par leur teneur élevée en matières grasses. Consommez ces produits avec parcimonie.

Pour connaître les éléments nutritifs apportés par les produits laitiers et pour situer ces derniers dans l'ensemble du régime alimentaire, consultez l'Appendice à la page 137.

Qu'en est-il du lait et du calcium?

Les produits laitiers sont l'une des principales sources de calcium. Nous avons tous besoin de calcium, et les femmes plus particulièrement. Une personne sur quatre peut s'attendre à voir apparaître l'ostéoporose avant sa soixantième année.

En plus du calcium, les produits laitiers contiennent de la vitamine D qui facilite l'absorption de ce minéral. Le lait contient aussi du phosphore, qui agit avec le calcium pour construire les os.

Cinq mesures pour déjouer l'ostéoporose

1. Consommez suffisamment de calcium.
2. Pratiquez des activités qui sollicitent le squelette comme la marche, la randonnée pédestre ou la danse.
3. Consommez suffisamment de vitamine D.
4. Évitez les excès de caféine, de sel et de protéines.
5. Recherchez votre poids-santé; le fait d'avoir un poids inférieur à la normale est un facteur de risque.

Combien de calcium doit-on consommer?

Les adultes en ont besoin d'environ 1000 mg par jour, et les femmes jusqu'à 1500 mg après la ménopause. Si vous êtes enceinte ou que vous allaitez, vous devriez en consommer jusqu'à 1200 mg quotidiennement. Les adolescents, en pleine croissance, en nécessitent au moins 1200 mg.

Calcium ? L'affaire est dans le sac

Les portions d'aliment suivantes apportent environ 300 mg de calcium. Visez à en consommer quatre par jour, pour obtenir un total de 1200 mg.

- 250ml (1 tasse) de lait*
- 175ml (3/4 tasse) de yogourt*
- 45g (1 1/2 oz) de fromage*
- 7 sardines avec les os
- 1/2 à 3/4 boîte de saumon avec les os
- 125ml (1/2 tasse) d'amandes**
- 2 à 3 tasses de haricots cuits
- 375ml (1 1/2 tasse) de graines de sésame**
- 750ml (3 tasses) de brocoli
- 500ml (2 tasses) de cottage

*Choisissez dans la mesure du possible les produits à base de lait écrémé.

**S'il est vrai que les amandes et les graines de sésame peuvent aider à élever la consommation de calcium, elles sont trop grasses pour être envisagées sérieusement comme source de cet élément nutritif.

LE SAVIEZ-VOUS

Nous buvons deux fois moins de lait entier qu'il y a 20 ans.

Réduire les matières grasses sans réduire le lait

Surveillez la teneur en gras du lait (M.G.) et choisissez les produits les plus maigres. Commencez par remplacer le lait entier par du lait à 2 %. Passez ensuite au lait à 1 %. Puis, essayez de diluer le lait à 1 % avec du lait écrémé.

Moins de matières grasses ne signifie pas nécessairement moins d'éléments nutritifs. Avec le lait écrémé vous continuerez de trouver votre compte sur le plan du calcium. De plus, la loi exige que le lait soit enrichi des vitamines liposolubles A et D afin de remplacer celles qui auraient pu se perdre pendant le processus d'écrémage.

TRUC 4 ÉTOILES

Évitez l'erreur de bannir les produits laitiers de votre alimentation sous prétexte qu'ils sont riches en matières grasses. Recherchez plutôt les solutions de rechange plus maigres.

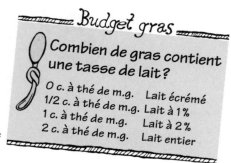

Budget gras

Combien de gras contient une tasse de lait ?

0 c. à thé de m.g.   Lait écrémé
1/2 c. à thé de m.g.   Lait à 1%
1 c. à thé de m.g.   Lait à 2%
2 c. à thé de m.g.   Lait entier

Budget gras

Vous buvez un verre de lait au dîner et un autre au souper? Le fait de passer du lait homogénéisé au lait écrémé peut vous faire économiser 28 cuillerées à thé de matières grasses par semaine.

LE SAVIEZ-VOUS

Les mathématiques du lait peuvent être déroutantes. Trente-cinq pour cent des calories apportées par le lait à 2 % proviennent des matières grasses. Ceci s'explique par le fait que le pourcentage est exprimé par poids, et non par calories, et que la majeure partie du poids est constituée d'eau. Mais pas de panique. Il est vrai que les experts recommandent un régime dont pas plus de 30 % des calories proviennent des matières grasses; toutefois, cette norme s'applique à l'ensemble de votre alimentation vue sur une journée, voire sur une semaine. Elle ne s'applique pas aux aliments pris un à un. Servez-vous des pourcentages pour comparer les produits. Avec le lait, par exemple, tenez compte de l'usage que vous en faites. Il n'y a pas de problème à mettre du lait à 2 % dans le thé ou le café, car vous n'en versez qu'une cuillerée ou deux. S'il s'agit du lait que vous versez dans vos céréales ou que vous buvez, il est préférable de choisir du lait à 1 %.

TRUC 4 ÉTOILES

Le pourcentage de gras qui figure sur l'étiquette correspond habituellement au pourcentage de matières grasses par poids, et non par calories. Servez-vous de ce pourcentage pour comparer les produits, et non pour vous faire une idée de la teneur réelle en matières grasses.

Quoi faire avec les enfants qui n'aiment pas le lait?

Votre jeune de 15 ans craint peut-être que le lait fasse engraisser. En vieillissant, on se préoccupe souvent plus de son aspect physique que de son alimentation. Annoncer à votre adolescent que le lait est « bon pour la santé » ne suffit sans doute pas. Vous obtiendrez de meilleurs résultats en donnant une explication plus poussée.

Faites-lui valoir qu'en buvant du lait il fait un investissement des plus rentables pour sa santé future. Incitez-le à consommer des produits à base de lait écrémé faibles en matières grasses et en calories, mais regorgeant d'éléments nutritifs. Rappelez-lui qu'un verre de lait écrémé n'apporte que 80 calories, comparativement à 140 dans le cas d'une boisson gazeuse.

Même si vous êtes intolérant au lactose, vous pouvez malgré tout profiter des bienfaits du lait.

Mettez quelques gouttes d'enzyme lactase dans votre lait, prenez-en en comprimés ou achetez du lait prétraité. Choisissez des fromages à pâte ferme comme le cheddar, l'édam et le gouda, qui sont presque exempts de lactose.

Prenez du yogourt ou du babeurre, qui contiennent des cultures bactériennes vivantes aidant à digérer le lactose plus facilement. Essayez d'étaler votre consommation de lait, en en buvant un peu à chaque repas.

Conseils pour augmenter votre consommation de lait

- Mettez du lait 2 % ou écrémé dans les soupes, au lieu de l'eau.
- Créez des boissons savoureuses à base de lait 2 % ou écrémé.
- Ajoutez du lait en poudre aux soupes et aux boissons.
- Préparez les céréales chaudes avec du lait faible en matières grasses au lieu de l'eau.

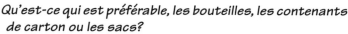

Qu'est-ce qui est préférable, les bouteilles, les contenants de carton ou les sacs?

Sur le plan nutritionnel il n'y a pas de différence. Prenez la présentation qui vous plaît.

Lait en poudre, lait concentré, lait stérilisé, lait condensé... quelle est la différence?

Habituellement placé dans les supermarchés près de la farine et du sucre, le *lait écrémé en poudre* est une option des plus valables. Gardez-en une provision dans votre bureau et mettez-en dans votre café, si votre bureau n'est pas équipé d'un réfrigérateur. Enrichissez les laits frappés, les purées de pommes de terres, les cocottes et les céréales de lait en poudre. Une cuillerée à table de lait en poudre contient 70 mg de calcium et n'apporte que 15 calories.

Offert entier ou écrémé, le *lait concentré en conserve* se garde bien dans l'armoire. On le trouve dans la section des produits pour la boulangerie et la pâtisserie, et on s'en sert surtout pour la pâtisserie. Ce lait est obtenu par retrait de plus de la moitié de l'eau contenue dans le lait. Il est enrichi de vitamines A et D.

Le *lait UHT* est du lait à 2 % traité à haute température. Il peut être conservé à température ambiante jusqu'à ouverture et a tout de même la saveur du « vrai » lait.

Le *lait condensé sucré* est une préparation qui contient 1000 calories par tasse et enfreint toutes les règles de la nutrition. Comme le lait concentré, on en a retiré l'eau, mais on y a aussi ajouté d'importantes quantités de sucre.

Un verre de lait vous plonge dans les bras de Morphée plus rapidement que compter les moutons. Cette recette n'est pas un remède de bonne femme. Le lait contient du tryptophane, un acide aminé associé au sommeil. Essayez du lait faible en matières grasses aromatisé d'une cuillerée à thé de miel et d'un soupçon de cannelle.

Que penser du lait de chèvre?

Le lait de chèvre, à saveur forte, contient dans l'ensemble les mêmes éléments nutritifs que le lait de vache, y compris le lactose ; cependant, il est plus riche en matières grasses, et on en trouve rarement des versions faibles en matières grasses. Certains croient qu'il est plus facile à digérer que le lait de vache, mais aucune étude ne vient prouver cela.

Est-ce que la crème et les colorants à café sans lait ont leur place dans le régime Cœur atout?

Leur teneur en matières grasses dépasse largement leurs avantages sur le plan nutritionnel. À inclure dans l'alimentation avec beaucoup de prudence.

CROQUE JUNIOR

Que penser du lait au chocolat dans la boîte à lunch des tout-petits?

Du point de vue nutritionnel, le lait au chocolat a la même valeur que le lait ordinaire. Le lait utilisé est habituellement faible en matières grasses (lait à 2 % ou à 1 %). Cependant, le sirop de cacao qu'on y ajoute, même s'il est faible en matières grasses, augmente l'apport en calories. Vous pouvez préparer votre propre lait au chocolat en délayant de la poudre ou du sirop pour lait au chocolat dans du lait écrémé. Si vos enfants en pleine croissance ne boivent pas de lait nature, donnez-leur du lait au chocolat.

La magie du yogourt

Nous avons tous entendu parler des Hunzas qui atteignent l'âge de 120 ans et qui expliquent leur longévité par leur consommation quotidienne de yogourt. On raconte que Cléopâtre prenait des bains de yogourt à cause de l'effet merveilleux sur sa peau.

Promesses, promesses… La recherche montre que le yogourt aide à prévenir les troubles intestinaux tels que la diarrhée. Toutefois, sur le plan nutritionnel, le yogourt n'est que du lait qui a caillé sous l'effet des bactéries. Il est certainement intéressant sur le plan nutritif, mais pas plus que l'élément qui en est à la base, à savoir le lait. C'est une excellente source de calcium, de protéines et de riboflavine, mais il peut receler parfois une grande quantité des matières grasses et de calories. Heureusement, le réfrigérateur de produits laitiers de votre supermarché vous offre des yogourts maigres.

Conseil Cœur atout

Vérifier la teneur en matières grasses est facile

La teneur en matières grasses du yogourt (M.G.) est indiquée sur le contenant. La quantité dépend du type de lait utilisé à la base. Elle peut varier de 0,1 % (yogourt fait à partir de lait écrémé, 0 cuillerée à thé de matières grasses) à 10 % (avec ajout de crème, 2 cuillerées à thé de matières grasses). Choisissez le yogourt le plus maigre que vous puissiez trouver, soit à 1 % ou moins.

Budget gras

Combien de gras trouve-t-on dans une tasse de yogourt ?

0 c. à thé de m. g.   yogourt fabriqué à partir de lait écrémé (0,1 % M.G.)

1,5 c. à thé de m. g.   yogourt fabriqué à partir de lait entier (3,3 % M.G.)

2 c. à thé de m. g.   yogourt enrichi de crème (10 % M.G.)

LE SAVIEZ-VOUS

Souvent, la taille des portions décrite sur l'étiquette du yogourt ne correspond pas à la taille du contenant. Vérifier les quantités si vous voulez connaître votre consommation de matières grasses.

CROQUE JUNIOR

Que penser des boissons au yogourt que les enfants adorent ?

Un excellent choix santé pour la boîte à lunch. Malheureusement, leur prix peut être élevé.

LE SAVIEZ-VOUS

• Attention aux yogourts faibles en matières grasses ! Ils n'apportent pas toujours aussi peu de calories qu'on croit. L'ajout de fruits, de compotes ou d'autres ingrédients représente des calories supplémentaires. Lisez les étiquettes et comparez les produits.

• Soyez prudent devant les tablettes de noix et de raisins secs enrobées de yogourt. Malgré leur nom, ces friandises ne sont pas une bonne source de yogourt. L'enrobage n'est qu'un mélange d'huile, de sucre et de yogourt en poudre.

Augmentez votre consommation de yogourt
• Mettez du yogourt dans les soupes froides.
• Prenez le yogourt comme base pour les trempettes de légumes.
• Faites vos sauces à salade à partir de yogourt.

pour le gourmet pressé...

Idées merveilleuses pour le yogourt

Transformez le yogourt en fromage

Vous souhaitez obtenir tout le velouté et toute la richesse de la crème sure ou du fromage à la crème mais sans le gras ? Mettez du yogourt faible en gras dans un tamis doublé d'une étamine placé au-dessus d'un bol ou dans un filtre à café avec son support. Assurez-vous que le yogourt que vous utilisez ne contient pas de gélatine, car autrement il ne s'égoutterait pas. Laissez égoutter au réfrigérateur jusqu'à l'obtention d'un fromage de la consistance désirée, soit quelques heures pour une préparation crémeuse, ou toute la nuit pour un fromage plus solide. Jetez le petit lait recueilli dans le bol.

Pommes de terre au four

Garnissez-les de fromage de yogourt et de ciboulette hachée.

Vinaigrette

Remplacez une partie d'huile par deux parts de yogourt.

Bruschetta du Moyen-Orient

Tartinez une mince couche de fromage de yogourt sur une rôtie. Garnissez de tomates tranchées finement, arrosez d'huile d'olive et parsemez de menthe hachée.

Dessert

Sucrez le yogourt avec des concentrés de jus de fruits surgelés.

Trempette de fruits

Mélangez 250 ml (1 tasse) de fromage de yogourt, 5 ml (1 c . à thé) de miel et un soupçon de cannelle, de muscade râpée et de zeste d'orange râpé.

Trempette minceur au yogourt

On peut réussir de magnifiques trempettes à partir de yogourt ou de fromage de yogourt. Ainsi, mélangez du yogourt faible en gras avec :
de la salsa mexicaine ; du basilic et de l'oignon haché ;
de la poudre de cari et du chutney ; de la moutarde au miel et de l'aneth.
(une pincée de sucre arrondit la saveur de la trempette)

Surprise ! c'est du babeurre !

À entendre le mot « babeurre », on croirait avoir affaire à un produit riche en gras. Pourtant, le babeurre est habituellement fabriqué à partir de lait écrémé. Lisez les étiquettes.

pour le gourmet pressé...

Des préparations au babeurre qui ont du caractère

- Préparez une boisson délicieuse, faible en calories, en mélangeant du babeurre avec des fruits frais, du sucre, de la vanille et de la glace concassée.
- Ajoutez du jus de tomate et un soupçon de piment de Cayenne ou de poudre de cari pour obtenir une boisson au goût piquant.
- Arrosez-en les pommes de terre au four et parsemez de ciboulette fraîche.
- Utilisez le babeurre comme base pour les soupes froides estivales.
- Incorporez-en dans les soupes chaudes à la dernière minute pour les rendre plus crémeuses.
- Utilisez-le dans les sauces, les sauces à salade et la purée de pommes de terre.

Savoir choisir son fromage

La fabrication de un kilo de fromage exige huit kilos de lait. Cet aliment hyper-concentré est une source exceptionnelle de calcium, mais il est également riche en matières grasses et en calories. Une petite portion de 30 grammes (1 once) de fromage à pâte dure (de la taille d'une plaque de domino) renferme 300 mg de calcium et 2 cuillerées à thé de matières grasses.

Budget gras

Comment maintenir son budget gras avec le fromage?

1 c. à thé de m. g.	15 ml (1 c. à table) de fromage à la crème
	30 ml (2 c. à table) de parmesan
	30 g (1 oz) de fromage partiellement écrémé (20 % m.g. ou moins, par ex. mozzarella)
	50 ml (1/4 tasse) de ricotta faible en m. g.
	250 ml (1 tasse) de cottage faible en m. g. (2 %)
2 c. à thé de m. g.	30 g (1 oz) de fromage à pâte dure (1 po sur 1 po sur 1/5 po) (par ex. américain, cheddar, gouda, mozzarella, suisse)
	250 ml (1 tasse) de fromage cottage à la crème (4,5 %)

Vous pouvez réduire votre consommation de matières grasses en choisissant du cottage faible en matières grasses ou de la ricotta faite à partir de lait partiellement écrémé.

Budget gras

En prenant 30 g (1 oz) de mozzarella faite à partir de lait partiellement écrémé au lieu de la même quantité de cheddar, vous vous économisez une cuillerée à thé de gras.

Qu'en est-il du fromage de chèvre ?

Si les fromages de chèvre et de brebis ont la faveur des gastronomes, il n'en est pas de même chez les consommateurs Cœur atout. La raison ? À cause de leur forte teneur en matières grasses. Nous en convenons : la feta, le roquefort et le fromage de chèvre sont délicieux, mais consommez-les avec modération.

Les végétariens qui remplacent la viande par le fromage consomment peut-être davantage de gras qu'ils ne voudraient. À quantité égale, le fromage apporte plus de calories, de gras saturés, de cholestérol et de sodium que les côtes levées les plus grasses.

• Un fromage FAIBLE EN CHOLESTÉROL ou SANS CHOLESTÉROL n'est pas forcément faible en matières grasses. La matière grasse du beurre a peut-être été remplacée par de l'huile végétale, ou bien ce fromage est peut-être un fromage de soja. La quantité de gras est la même, mais c'est la nature du gras qui est différente.

• Un fromage à FAIBLE TENEUR EN MATIÈRES GRASSES peut être un fromage moins gras que le fromage original, ce qui ne signifie pas qu'il ne soit pas gras dans l'absolu.

• Les fromages à FAIBLE TENEUR EN CHOLESTÉROL et À FAIBLE TENEUR EN MATIÈRES GRASSES contiennent habituellement plus de sodium. On ajoute du sel pour compenser la perte de saveur consécutive à l'enlèvement du gras. Le gras est essentiel au goût et à la texture du fromage. Les fromages faibles en matières grasses sont souvent moins crémeux et moins piquants.

• Le fromage de soja est riche en matières grasses même s'il ne contient pas de cholestérol.

Les enfants adorent les préparations de fromage fondu

Et ces fromages sont si pratiques. Sur le plan de la nutrition, ils sont beaucoup plus faibles en protéines, vitamine A, calcium et fer, et contiennent plus de sodium. Le fromage traité est fabriqué en faisant fondre du fromage naturel avec un émulsifiant pour obtenir une masse lisse. La pasteurisation aide ces fromages à se conserver plus longtemps. Lisez bien l'étiquette en étant à l'affût d'ingrédients ajoutés, tels que la crème, et tenez compte de cette information au moment de l'achat.

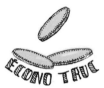

Conservez toujours le fromage dans du papier d'aluminium. Le plastique emprisonne l'humidité qui favorise la moisissure. Vous pouvez enlever la moisissure des fromages à pâte dure au couteau, mais jetez les fromages à pâte molle douteux. Dans ce cas, la moisissure risque d'avoir pénétré profondément sous la surface du fromage.

Nous raffolons tous de la crème glacée

Chocolat, fraise, banane, érable, etc. Nous avons tous notre saveur de glace préférée. Cependant, nous avons intérêt à la considérer comme un plaisir occasionnel, et non comme partie intégrante de notre régime alimentaire.

La vraie crème glacée contient 10 % de lait par poids, de sorte que c'est une bonne source de calcium avec 100 à 150 mg par portion de 125 ml (1/2 tasse). Cependant, elle est en général riche en gras saturés et en calories. Si seulement elle n'avait pas si bon goût !

Voyage au royaume des glaces

La *crème glacée* contient 1 à 2 cuillerées à thé de gras par 125 ml (1/2 tasse). La crème glacée de luxe pour gourmet en contient deux fois plus !

Le *sorbet* contient habituellement des fruits en plus des produits laitiers.

Les *desserts laitiers glacés* comme le lait glacé sont habituellement fabriqués à partir de lait écrémé et sont par conséquent plus faibles en matières grasses.

Le *tofu glacé* est exempt de produits laitiers mais peut renfermer beaucoup de matières grasses, même s'il s'agit de gras insaturés.

Le *yogourt glacé* est fabriqué comme le yogourt ordinaire, sauf qu'on interrompt la fermentation avant que ne se développe le goût acide caractéristique. Certaines variétés sont faibles en matières grasses, mais d'autres sont faites à partir de crème ou de lait entier. Lisez les étiquettes.

Que cela vous plaise ou non, les brisures de biscuit, de chocolat ou de bonbon et les noix ajoutées apportent un supplément de gras, de sucre et de calories à votre glace.

- Choisissez un dessert glacé qui contienne moins de 1 cuillerée à thé de gras par once (5 g par 30 g). La crème glacée ordinaire en contient le double et les crèmes glacées de luxe encore davantage. Contentez-vous de portions de 125 ml (1/2 tasse) et mangez-en modérément.

- Les sorbets à base de fruits, les sucettes de jus de fruits ou les glaces aux fruits constituent d'excellents choix. Pas de gras, pas de cholestérol. Procurez-vous des moules et fabriquez vos propres sucettes congelées.

Conseil Cœur atout — Épargnez-vous presque 2 cuillerées à thé de gras en choisissant 1/2 tasse de sorbet (fruits glacés) au lieu de 1/2 tasse de crème glacée de luxe.

Où s'arrêter ?

Quand vous lisez les étiquettes des desserts congelés, n'oubliez pas qu'une portion normale correspond à 125 ml (1/2 tasse), ce qui est sans doute moins que vous pensez. Une bonne fois, donnez-vous la peine de mesurer une portion : ainsi, vous saurez toujours à quoi vous en tenir par la suite. Par ailleurs, comment « gonfler » cette portion ? Mettez-la dans un bol de petite capacité ou garnissez votre portion de fruits frais.

Les produits **laitiers** en un coup **d'œil**

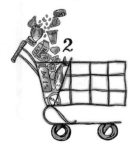

1. Recherchez les produits laitiers faibles en matières grasses (M.G.).
2. Choisissez du lait, du babeurre, du yogourt ou du cottage contenant moins de 2 % de M.G.
3. Choisissez des fromages contenant moins de 20 % de M.G.

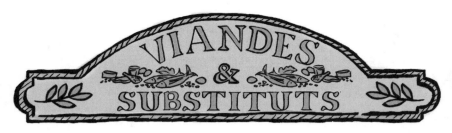

Faites preuve de modération en remplissant la section n° 2 de votre chariot.

Ralentissons maintenant, car les choses se compliquent quelque peu. Le *Guide alimentaire canadien pour manger sainement* regroupe ces aliments disparates, car ils ont un élément nutritif en commun, les protéines. Mais c'est là que cessent les ressemblances.

Les viandes et produits apparentés (viande, volaille, poisson, œufs) contiennent du cholestérol mais sont dépourvus de fibres alimentaires. Les légumineuses et le beurre d'arachide ne contiennent pas de cholestérol mais sont des bonnes sources de fibres. De plus, chaque produit contient une certaine quantité et un certain type de gras.

Pour réduire les matières grasses, surtout les gras saturés, mangez des viandes maigres, et ce, en petites portions. Tirez le maximum de votre viande en la passant dans des plats sautés à l'orientale ou dans les pâtes. Optez pour la délicieuse volaille, en choisissant les parties blanches, sans la peau. Ne vous gênez pas avec le poisson, qui est faible en gras saturés et riche en gras oméga3. Et ajoutez des tas de légumineuses.

Vous avez peut-être choisi de ne pas manger de viande pour des raisons éthiques, religieuses ou écologiques. Libre à vous, mais assurez-vous de consommer des protéines, du fer, du zinc et de la vitamine B_{12} en quantités suffisantes.

De quelles quantités avons-nous besoin ?

Le *Guide alimentaire canadien pour manger sainement* recommande de manger deux à trois portions par jour de viande, poisson, œufs ou substituts.

On entend par « portion » :

100 g (1/3 tasse) de tofu	50 à 100 g (1/3 à 2/3 boîte) de poisson
30 ml (2 c. à table) de	en conserve
beurre d'arachide	125 à 250 ml (1/2 à 1 tasse)
50 à 100 g de viande, de volaille	de haricots en conserve
ou de poisson	1 ou 2 œufs

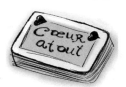

Une portion de viande équivaut
à la taille d'un jeu de cartes

Le budget gras avec la viande et ses substituts

Viande, poisson, haricots, œufs, noix, graines, etc., les possibilités abondent. Parcourez la liste suivante et voyez comment vous avez l'intention de dépenser votre budget gras.

Budget gras

Viandes et substituts

0
c. à thé
de gras

haricots secs (à l'exception du soja), pois, lentilles
la plupart des poissons à chair blanche
blanc d'œuf

½
c. à thé
de gras

90 g de thon en boîte conservé dans l'eau
100 g (3 1/2 oz) de blanc de poulet ou de dinde, sans la peau

1
c. à thé
de gras

15 ml (1 c. à table) de noix ou de graines
1 œuf de taille moyenne
25 g (1 tranche) de salami
1 petite saucisse
100 g (3 1/2 oz) de tofu (la quantité de matières grasses varie selon la fermeté du tofu; lisez les étiquettes)
100 g (3 1/2 oz) de brun de poulet ou de dinde, sans la peau
100 g (3 1/2 oz) de bœuf, de porc ou d'agneau maigre
250 ml (1 tasse) de pois chiches
250 ml (1 tasse) de boisson au soja

2
c. à thé
de gras

1 petite saucisse à la viennoise
100 g (3 1/2 oz) de saumon en boîte
100 g (3 1/2 oz) de blanc de poulet ou de dinde, avec la peau
100 g (3 1/2 oz) de bœuf, de porc ou d'agneau
100 g (3 1/2 oz) de bœuf haché très maigre

30 ml (2 c. à table) de beurre d'arachide
100 g (3 1/2 oz) de brun de poulet ou de dinde,
        avec la peau
100 g (3 1/2 oz) de bœuf haché maigre
250 ml (1 tasse) de soja cuit

4 c. à thé de gras

100 g (3 1/2 oz) de salami
100 g (3 1/2 oz) de bœuf haché ordinaire
100 g (3 1/2 oz) de côtes levées

1 cuillerée à thé de matières grasses équivaut à environ 5 grammes de gras
Les nombres indiqués sont des valeurs moyennes.

Conseil Cœur atout Mangez davantage de haricots et de poisson, car ces aliments sont faibles en gras saturés.

Pour connaître les éléments nutritifs apportés par les viandes et substituts et pour situer ces derniers dans l'ensemble du régime alimentaire, consultez l'Appendice à la page 137.

Les viandes: couper dans le gras et les portions

Le problème avec les viandes, c'est le gras total et le gras saturé qu'elles apportent et qui accroissent le risque de maladies du cœur.

Il ne fait aucun doute maintenant que la tendance consiste à manger moins de viande. Ce phénomène montre à quel point les temps ont changé. Naguère, un repas ne se concevait pas sans viande ni pommes de terre, et une portion de viande généreuse équivalait à un statut social élevé. En fait, les Nord-Américains ont toujours eu tendance à manger plus de viande que les autres nations. Dans les pays où la viande est plus chère, elle est considérée comme accompagnement, et les assiettes sont surtout remplies de légumes et de produits céréaliers.

La tendance à manger moins de viande rouge est fondée sur une préoccupation d'ordre nutritionnel quant aux gras, surtout les gras saturés. Mais s'il est vrai que nous n'avons pas besoin d'autant de viande ou de protéines que nous avons été habitués à consommer, il ne faut pas se cacher que la viande apporte aussi des éléments nutritifs importants.

- Le fait de manger des aliments riches en cholestérol n'élèvera pas nécessairement vos concentrations de cholestérol sanguin ; par contre, si elles sont déjà trop élevées, vous avez tout intérêt à réduire votre apport de cholestérol alimentaire (voir l'Appendice).

TRUC 4 ÉTOILES

- Considérez la viande comme un accompagnement qui complète un repas de légumes, de produits céréaliers ou de légumineuses.

- Réduisez votre consommation d'abats (comme le foie et les rognons) dans lesquels le cholestérol et les contaminants ont tendance à se concentrer.

LE SAVIEZ-VOUS ?

Nous mangeons moins de viande rouge que jamais. La consommation de viande a chuté de 30 % depuis le milieu des années 70, et presque une personne sur sept a renoncé complètement à la viande.

Manger de grandes quantités de viande ne fortifie pas les muscles. La force ne s'acquiert que par l'exercice physique.

L'ABC de la viande maigre

La teneur en matières grasses des viandes ne figure sur aucune étiquette. Les conseils suivants vous aideront à choisir les coupes de viande les plus maigres.

Faites confiance à vos yeux

Recherchez la viande la plus maigre qui soit. Enlevez tout gras visible. Le gras qui marbre certaines coupes est impossible à enlever. Ne consommez que rarement ces biftecks.

Fiez-vous à la vitesse de l'animal

Sans blague. Si un animal peut courir plus rapidement que vous, c'est qu'il est maigre. Le bison, le chevreuil, le lapin, la perdrix, le faisan et la caille sont tous des choix intéressants sur le plan nutritionnel. La viande de ces animaux contient un pourcentage de gras plus faible. Également, elle apporte moins de cholestérol.

Vérifiez le « Q.I. » de la coupe de votre viande

Les viandes situées près des côtes sont les plus grasses. C'est logique, car l'animal a besoin d'un coussin épais pour protéger ses organes contre les blessures. Les coupes situées près des limites sont les bouts de côte, les côtes entières et la palette. Les coupes de viande situées près de la hanche sont celles qui contiennent habituellement le moins de gras. Les biftecks et rôtis de pointe de surlonge, la noix de ronde et le filet sont les meilleurs choix.

Servez-vous une portion Cœur atout

Une portion de la grosseur d'un jeu de cartes est considérée comme raisonnable.

Conseil Cœur atout — Les coupes de viande contenant les mots « ronde » ou « filet » sont habituellement maigres, donc recommandables.

LE SAVIEZ-VOUS ?
Le bœuf haché maigre n'est pas nécessairement aussi faible en matières grasses que les coupes de viande maigres.

TRUC 4 ÉTOILES
Réduisez la quantité de matières grasses du bœuf haché qui servira au chili ou à la sauce à spaghetti en le faisant cuire dans une poêle antiadhésive et en jetant l'excédent de gras.

Budget gras

Combien y a-t-il de gras dans 100 g (3 1/2 oz) de viande cuite?

Hachée:	2 c. à thé de m. g.	très maigre
	3 c. à thé de m. g.	maigre
	4 c. à thé de m. g.	ordinaire
Coupes:	1 c. à thé de m. g.	coupes maigres, p. ex. surlonge, ronde
	4 c. à thé de m. g.	coupes grasses, p. ex. côtes levées

Que penser d'une viande de couleur pourpre?

La couleur rouge de la viande provient de la myoglobine qu'elle renferme et non du sang, qui est presque entièrement retiré au moment de l'abattage. Plus il s'agit d'un muscle qui travaillait fort, plus la couleur de la viande sera sombre. C'est pourquoi les cuisses de poulet et de dinde sont foncées tandis que les ailes et la poitrine sont blanches.

Les coupes de viande non exposées à l'oxygène sont d'un pourpre foncé. Cette couleur ne devrait pas influer négativement sur votre choix.

En avoir pour son argent

- Surveillez bien les dates de péremption sur les étiquettes. Peu de temps avant cette date, la viande est souvent vendue à rabais. Utilisez-la le jour même.
- Recherchez une viande dont le gras est de couleur crème et élastique au toucher. Évitez le gras dur et jaune. Enlevez au couteau tout gras avant d'utiliser la viande.
- L'exposition à l'oxygène brunit la viande. Cette viande demeure comestible, mais vous devriez la consommer immédiatement.

De nos jours, la viande est en général plus maigre qu'auparavant. Les éleveurs croisent des races à viande maigre avec des races traditionnelles, et ils expédient sur le marché une viande plus jeune et, par conséquent, plus maigre.
Davantage de gras est enlevé de la viande au stade de l'emballage, avant même qu'elle n'atteigne le marché.

Le Porc

Le porc est plus maigre que jadis, et les coupes maigres de cette viande peuvent être comparées aux coupes de bœuf les plus maigres. Le gras du porc est plus faible en gras saturés que le gras de bœuf, mais pas autant que la poitrine de dinde ou de poulet sans la peau.

Choisissez les coupes maigres telles que le filet, le milieu de longe, le jambon maigre ou le jarret de porc frais.

Réduisez votre consommation de côtes levées, de bacon, de porc haché ou de rôti d'épaule.

Contentez-vous de portions de la grosseur d'un jeu de cartes.

Si vous faites attention à votre consommation de sel, évitez le bacon, le jambon et la charcuterie.

Pourquoi pas de l'agneau ?

Les coupes maigres d'agneau sont plus tendres que les coupes équivalentes de bœuf. Quelles sont les coupes d'agneau les moins grasses ? Le gigot d'agneau.

Conseil Cœur atout

Un test maison

Vous ne savez pas très bien combien de gras saturés contient une coupe de viande donnée ? Voici une façon simple de le savoir.

La prochaine fois que vous faites cuire de la viande rouge, laissez les restes au réfrigérateur pendant la nuit. Le lendemain matin, jetez un coup d'œil au gras sur la viande. S'il est blanc et dur, et qu'il fend sous le couteau, il s'agit de gras saturé, celui qui favorise la formation de plaques dans les artères, les bloque et ralentit le flux sanguin.

Faites le même test avec du poulet cuit. Vous constaterez que ce gras est d'une texture plus molle, car il renferme moins de gras saturés. Le gras du poisson est huileux, car il s'agit d'un gras polyinsaturé.

Finalement, si un gras réfrigéré vous donne l'impression qu'il pourrait bloquer l'évier, sachez qu'il pourrait faire la même chose avec vos artères.

La **viande** renferme du **fer**

La viande regorge de fer, sous une forme qui est plus facilement absorbée par l'organisme que le fer provenant des légumineuses. Les femmes en particulier doivent surveiller les carences en fer. Nous devons faire des efforts particuliers pour aller chercher une quantité suffisante de fer dans notre alimentation. La viande est également une bonne source de zinc et de vitamine B_{12}. Si vous avez décider de couper la viande de votre régime, assurez-vous de consommer des légumineuses, des produits céréaliers, des produits dérivés du soja pour l'apport en zinc. Prenez des suppléments de vitamine B_{12}.

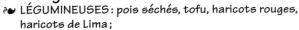

Des végétaux riches en fer :

- LÉGUMINEUSES : pois séchés, tofu, haricots rouges, haricots de Lima ;
- PRODUITS CÉRÉALIERS : produits enrichis, p. ex. produits céréaliers pour petit déjeuner (crème de blé, flocons d'avoine), pain, spaghetti ;
- FRUITS : abricots séchés, raisins secs, pruneaux ;
- LÉGUMES : brocoli, pak-choï, feuilles de betterave, épinards ;
- AUTRES : amandes, graines de sésame, mélasse noire.

Conseils sur les sources végétales de fer

Le fer d'origine animale est mieux absorbé que celui d'origine végétale, et certaines plantes contiennent des substances qui en entravent l'absorption. Les tableaux donnant la teneur en fer des aliments d'origine végétale ne disent que la moitié de la vérité.

Pour favoriser l'absorption de fer :

- Au moment où vous ingérez l'aliment contenant du fer, consommez un aliment qui apporte de la vitamine C (comme un verre de jus d'orange).
- Mangez une petite quantité de viande ou de poisson en même temps.
- Évitez de boire du thé noir ou vert en même temps que des aliments d'origine végétale contenant du fer.
- Cuisez vos aliments dans des casseroles de fonte.

La volaille

Auparavant, on considérait la volaille comme un plat du dimanche. Il n'en est plus ainsi. Les changements dans les techniques d'élevage et de marketing font en sorte qu'elle est plus disponible et plus abordable que jamais.

Mettez de la volaille dans votre chariot Cœur atout et profitez de sa polyvalence. Consommez également de la dinde, qui est plus maigre. Toutes les parties du poulet ne sont pas également pauvres en gras total. Le fait de manger la peau fait plus que doubler la quantité de gras et de gras saturés.

Conseil Cœur atout
Le poulet contient grosso modo la même quantité de cholestérol que la viande rouge. Toutefois, le poulet est plus faible en gras, et ce gras est moins saturé.

Guide d'achat de la volaille

- Pour obtenir moins de gras et moins de cholestérol, préférez la viande blanche à la viande brune.
- Choisissez une volaille dodue et tendre, donc fraîche, et humez-la. L'odeur doit être «propre».
- La volaille congelée doit être dure comme fer. La présence de cristaux de glace ou de liquide congelé trahit le fait qu'elle a été décongelée puis congelée de nouveau.
- N'achetez la volaille hachée que d'un boucher en qui vous avez confiance. Certains bouchers passent la peau avec la chair, ce qui rend la volaille hachée plus grasse que le bœuf haché.

TRUC 4 ÉTOILES

Budget gras

Combien y a-t-il de gras dans une demi-poitrine ou une cuisse de poulet (100 g ou 3 1/2 oz)?

1/2 c. à thé de m. g.	viande blanche sans la peau
2 c. à thé de m. g.	viande blanche avec la peau
1 c. à thé de m. g.	viande brune sans la peau
3 1/2 c. à thé de m. g.	viande brune avec la peau

*Ces valeurs sont approximatives. La dinde est légèrement moins grasse que le poulet.

L'option dinde

Plus faible en matières grasses que le poulet, la dinde est un excellent choix Cœur atout. Presque tout le gras de la dinde se trouve dans la peau. Il suffit de la jeter.

Remplacez le bœuf haché par de la dinde hachée dans vos recettes favorites, comme dans les hamburgers ou les boulettes. Il suffit d'ajouter de la chapelure, du blanc d'œuf, de la sauce Worcestershire et de la moutarde.

Conseil Cœur atout

En choisissant 100 g (3 1/2 oz) de viande blanche sans la peau plutôt que la même quantité de viande brune avec la peau, vous vous épargnez 2 1/2 c. à thé de matières grasses.

Les ailes de poulet consistent principalement en de la peau, et c'est sous la peau que la graisse de poulet est emmagasinée. Limitez donc votre consommation d'ailes de poulet.

L'art d'évaluer un poulet

LE SAVIEZ-VOUS

Vous pouvez déterminer l'âge approximatif d'un poulet en appuyant sur son sternum. S'il cède sous la pression, c'est que la volaille est jeune et tendre. La plupart des poulets vendus dans les supermarchés sont des poulets à griller. Pesant entre 1,2 et 2,2 kg (2,5 et 5 lb), cette volaille peut être rôtie, grillée, étuvée, sautée, pochée ou frite.

Les poulets à rôtir sont plus gros et plus âgés, et pèsent jusqu'à 2,7 kg (6 lb). Ils sont parfaits pour un gros repas familial.

La poitrine de poulet désossée n'est pas plus chère, à poids égal, que la poitrine vendue avec les os. Cependant, si vous êtes habile du couteau, achetez la poitrine avec les os et utilisez ceux-ci dans un bouillon.

Réfléchissez bien devant le comptoir de charcuterie

La charcuterie est très pratique et permet de préparer sandwiches et salades rapidement. Mais elle ne possède pas que des qualités. En réalité, elle risque de contenir des quantités surprenantes de substances que vous ne voulez pas mettre sur votre table: du gras et du sodium.

Budget gras

Toute la vérité sur la charcuterie

Réduisez votre consommation de viandes froides et de pâtés. Devant le comptoir de charcuterie, commandez de la poitrine de poulet, du pastrami et du jambon maigre contenant moins de 1 gramme de matières grasses (soit une fraction d'une cuillerée à thé) par once (30 g).

Beaucoup de charcuteries sont maintenant préparées à base de dinde, mais elles ne sont pas aussi maigres que la poitrine de dinde. On y passe souvent de la chair brune, et certaines charcuteries contiennent des cœurs et des gésiers de dinde, riches en cholestérol et en gras.

Conseil Cœur atout

Modérez votre consommation de produits qui accompagnent traditionnellement la charcuterie comme les cornichons marinés, les olives et la choucroute. Ces produits contiennent beaucoup de sel.

Si ces saucisses sont saines

La plupart des saucisses sont à base de porc, mais on peut les fabriquer à partir de toute viande hachée. Ce sont les aromates et condiments qui confèrent à la saucisse italienne et au chorizo mexicain leur saveur distinctive. Elles peuvent contenir de 2 à 3 cuillerées à thé de matières grasses, selon la taille. On trouve parfois des saucisses réduites en matières grasses. Lisez bien les étiquettes et respectez votre budget gras.

Les dernières nouvelles sur les hot-dogs

Bœuf, porc, poulet, dinde ou tofu — peu importe ce que vous choisirez, faites d'abord vos devoirs. Lisez l'étiquette pour vous informer de la teneur en matières grasses des saucisses et gardez les données suivantes à l'esprit :

Les saucisses de poulet ou de dinde ne sont pas nécessairement faibles en matières grasses. Si elles sont fabriquées à partir de viande brune, leur teneur en matières grasses sera élevée.

Les saucisses de tofu peuvent être plus maigres et elles offrent un avantage sur le plan nutritionnel : le gras qu'elles contiennent est insaturé et elles n'apportent pas de cholestérol.

Méfiez-vous des allégations selon lesquelles certaines saucisses à hot-dogs sont exemptes de gras à 90 %. On parle alors d'une mesure du gras par poids, et non des calories.

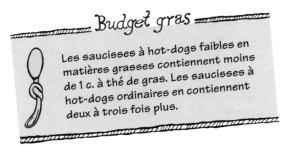

Budget gras

Les saucisses à hot-dogs faibles en matières grasses contiennent moins de 1 c. à thé de gras. Les saucisses à hot-dogs ordinaires en contiennent deux à trois fois plus.

La pêche miraculeuse

Les produits de la mer sont bons pour la santé. Le poisson et les crustacés sont pauvres en matières grasses et en gras saturé. Le poisson fournit des acides gras de type oméga 3 (voir l'Appendice à la page 139) pouvant protéger des maladies du cœur. Également, la plupart des fruits de mer (à l'exception des crevettes, des calmars et du caviar) sont faibles en cholestérol.

Ne repêchez que les meilleurs

Portez attention à la date de péremption inscrite sur l'emballage.

Achetez le poisson à la toute fin de votre visite à l'épicerie et conservez-le dans son emballage d'origine dans la section la plus froide de votre réfrigérateur (c'est-à-dire sous le congélateur ou dans le tiroir à viande).

Choisissez des darnes de poisson d'aspect humide. Le poisson frais doit avoir les branchies rouges et des écailles brillantes, bien serrées.

Rejetez le poisson...

🐟 si son odeur est douteuse

🐟 si sa chair est brune ou sèche sur les bords

🐟 s'il est couvert de cristaux de glace ou s'il présente des brûlures de congélation

> **TRUC 4 ÉTOILES**
>
> • Mangez du poisson au moins deux ou trois fois par semaine.
>
> • Évitez de manger la peau, car c'est là que les gras et les contaminants risquent d'être concentrés.

pour le gourmet pressé...

Le **poisson** à toutes les **sauces**

Un simple poisson est le choix parfait pour un repas santé. Vous pouvez le cuire au four ou sur le grill, et l'aromatiser à votre goût.

Pour cuire le poisson entier, mesurez-en l'épaisseur maximale et cuisez-le 10 minutes par pouce (2,5 cm). La chair du poisson devient opaque une fois cuite. Le saumon, plus gras que les autres espèces, supporte une cuisson plus prolongée sans sécher.

Pour la cuisson au micro-ondes, placez le poisson dans un plat approprié. Assaisonnez-le de poivre, de jus de citron ou de fines herbes (ne le salez pas avant la fin de la cuisson). Recouvrez-le d'une pellicule de plastique, en prévoyant une ouverture pour laisser s'échapper la vapeur. Cuisez le poisson assez pour que sa chair se défasse sous les dents de la fourchette.

Budget gras

Combien y a-t-il de gras dans 100 g (3 1/2 oz) de poisson frais?

0 c. à thé de m. g.	morue, flet, aiglefin, baudroie, brochet, goberge, perche, merlan, vivaneau, flétan, sole
1 c. à thé de m. g.	espadon, thon rouge frais, truite
2 c. à thé de m. g.	saumon, germon, maquereau, hareng, sardine

LE SAVIEZ-VOUS

- Le gras contenu dans les poissons dits gras est surtout insaturé. Il est riche en acides gras oméga 3 ; or, on croit que ce type de gras protège le cœur et assure la santé des vaisseaux sanguins. Ne vous privez pas de manger des poissons gras, tout en respectant votre budget gras.

- De fausses rumeurs sont en circulation. À l'exception des crevettes, les crustacés ne sont pas particulièrement riches en cholestérol. S'il est vrai qu'ils en contiennent, cette quantité n'est pas plus élevée que dans le poulet ou le bœuf (voir l'Appendice à la page 140). Les crustacés sont pauvres en matières grasses et constituent un choix valable à condition de ne pas les servir accompagnés de beurre fondu.

Conseil Cœur atout

Le poisson en conserve est aussi intéressant sur le plan alimentaire que le poisson frais. Choisissez les variétés conservées dans l'eau ou le bouillon et jetez l'huile des poissons conservés dans l'huile.

Budget gras

Combien y a-t-il de gras dans 100g (3 1/2 oz) de poisson en conserve?

1/2 c. à thé de m. g.	thon	dans l'eau
3 à 4 c. à thé de m. g	thon	dans l'huile
1 à 1 1/2 c. à thé de m. g.	saumon	
3 c. à thé de m. g.	sardines	dans l'eau
3 c. à thé de m. g.	sardines	dans le jus de tomate
4 à 6 c. à thé de m. g.	sardines	dans l'huile

Conseil Cœur atout

Avant d'être égouttée, une boîte de 100 g (3 1/2 oz) de thon conservé dans l'huile contient de 3 à 4 cuillerées à thé de matières grasses. Pourquoi alors ne pas choisir du thon conservé dans l'eau ?

TRUC 4 ÉTOILES

Augmentez votre consommation de calcium en mangeant les os et arêtes des sardines et du saumon en conserve.

Que penser des imitations de crustacé?

Elles ont l'apparence de crabe ou de homard, plus coûteux. Cette ressemblance se retrouve-t-elle cependant sur le plan nutritionnel? La réponse est oui, absolument. Avec 100 calories aux 100 g (3 1/2 oz), elles constituent un choix avisé pour les personnes qui surveillent leur poids.

Ces imitations sont faites surtout de goberge, un poisson à chair blanche vivant en eaux profondes, dont la chair est pauvre en gras et riche en protéines de qualité. Les filets de ce poisson sont hachés, raffinés pour en retirer la couleur, la saveur et l'odeur originelles. Cette chair est ensuite colorée et aromatisée. Finalement, on fabrique à partir de cette préparation des pattes de crabe, des crevettes, des pétoncles et des queues de homard qui ressemblent aux vrais.

Ces imitations contiennent davantage de sodium et moins d'acides gras de type oméga 3 que les produits authentiques. Le traitement que subit la goberge détruit une certaine partie de ses vitamines et minéraux.

Est-ce que les bâtonnets de poisson ont leur place dans une saine alimentation?

À cause de la panure, ces préparations contiennent davantage de gras et de sel que le poisson frais. Si vous les servez avec du ketchup ou de la sauce à cocktail, vous augmentez par le fait même votre consommation de sel. La sauce tartare apporte pour sa part un supplément de gras.

Le cas des œufs

À la faveur de la prise de conscience des risques associés au cholestérol, la consommation d'œufs a chuté de plus de 20 % entre 1980 et 1990 en Amérique du Nord. Vous avez peut-être donc déjà réduit votre consommation d'œufs.

Les œufs sont un aliment concentré et riche en protéines, en vitamines du groupe B, en vitamine A et en fer.

Un œuf contient environ 210 mg de cholestérol alimentaire en plus d'une cuillerée à thé de matières grasses. Mais rappelez-vous que c'est bien plus la quantité de gras saturé que vous ingérez que la quantité de cholestérol qu'apporte votre régime alimentaire qui influe sur vos concentrations de cholestérol sanguin. Un œuf contient moins d'une demi-cuillerée à thé de gras saturé, comparativement à 1 cuillerée dans une boulette à hamburger de 100 g (3 1/2 oz).

Le blanc d'œuf ne contient ni gras ni cholestérol. Dans la plupart des recettes, vous pouvez remplacer avantageusement un œuf entier par deux blancs d'œufs ou deux œufs par un œuf entier et deux blancs d'œufs.

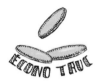

Guide d'achat et de conservation des œufs

N'achetez jamais d'œufs qui ont été conservés à température ambiante. Évitez de les placer dans le casier à œufs du réfrigérateur, où ils risquent d'être exposés à l'air chaud chaque fois que vous ouvrez la porte, mais de préférence dans un rayon du réfrigérateur, dans leur emballage d'origine.

Laissez de côté les œufs présentant une fêlure. Avant de choisir les œufs, remuez-les doucement pour être sûr qu'ils ne sont pas collés au fond de la boîte. Cet exercice vaut la peine.

Devrais-je limiter ma consommation d'œufs?

La plupart des gens peuvent consommer une certaine quantité d'œufs, sans que cela n'ait d'effet indésirable sur leurs concentrations de cholestérol dans le sang. Cependant, si vous ou des membres de votre famille ont des concentrations de cholestérol sanguin trop élevées, limitez votre consommation à deux œufs par semaine. Cette restriction ne s'applique pas aux blancs d'œufs.

Des œufs bruns ou des œufs blancs?

La couleur de la coquille ou du jaune n'a pas d'effet sur la valeur nutritionnelle d'un œuf.

Que penser des succédanés d'œufs?

Fabriqués à partir de blancs d'œufs, d'huile végétale, de saveurs et de couleurs ajoutées, ces préparations ne sont pas nécessairement faibles en gras. L'équivalent d'un œuf peut contenir jusqu'à 4 grammes de gras, soit presque 1 c. à thé. Toutefois, le gras de ces succédanés est insaturé et exempt de cholestérol.

Comment éviter de me retrouver avec des jaunes d'œufs orphelins?

Voyez si votre supermarché ne vend pas des blancs d'œufs sous forme liquide. Ces blancs sont un bon substitut des œufs frais.

Faites connaissance avec les légendaires légumineuses

Toujours avec en tête le projet de remplir la section n° 2 de notre chariot, nous allons maintenant jeter un coup d'œil aux légumineuses (haricots, pois et lentilles séchés). S'il est vrai que les légumineuses trouvent leur place dans le groupe des viandes à cause de leur forte teneur en protéines, elles ne peuvent nier leurs antécédents familiaux végétaux.

Les légumineuses sont ni plus ni moins que des graines qui poussent à l'intérieur de cosses. Nous les connaissons surtout sous forme de haricots, de pois et de lentilles séchés. La viande du pauvre? Que non! Il est vrai qu'elles sont peu coûteuses, mais elles regorgent d'éléments nutritifs. Voyez un peu ce qu'elles contiennent: d'abord, des fibres alimentaires, du type susceptible d'abaisser les concentrations de cholestérol sanguin. De nombreuses vitamines du groupe B, des protéines et peu de matières grasses. Pour couronner le tout, elles sont également une bonne source de calcium, de fer et de potassium.

250 ml (1 tasse) de la plupart des légumineuses apportent de 200 à 300 calories et de 6 à 12 grammes de fibres alimentaires.

Est-ce que les légumineuses sont une bonne source de protéines?

Les légumineuses sont presque parfaites, mais pas tout à fait. Il leur manque un ou plusieurs des acides aminés essentiels. Il suffit d'aller chercher cet acide aminé manquant ailleurs, et on le trouve dans les produits céréaliers, les noix, les graines et en petites quantités dans les produits carnés. Vous n'avez même pas à ingérer tous ces acides aminés lors du même repas. Tout sera parfait sur le plan nutritionnel si vous les absorbez au cours de la même journée.

L'achat et la cuisson
de pois, haricots et lentilles

Les supermarchés offrent un assortiment toujours plus intéressant de légumineuses. On en trouve séchées ou en conserve. Si vous en avez sous les deux formes dans votre cuisine, vous disposez de la base pour faire des dizaines de plats délicieux. Attention: les haricots en conserve peuvent contenir du sel. Vous avez peut-être intérêt à les rincer à l'eau froide avant usage.

Il existe trois méthodes de précuisson des légumineuses. Commencez toujours par bien les rincer:

- Faites-les tremper toute la nuit, dans trois parties d'eau pour une partie de haricots. Jetez l'eau de trempage avant la cuisson.
- Mettez les haricots dans l'eau et portez à ébullition. Laissez bouillir 2 minutes, retirez du feu puis laissez reposer une heure. Jetez l'eau de trempage avant la cuisson.
- Mettez les haricots et l'eau dans un plat allant au four à micro-ondes. Couvrez et chauffez à puissance maximale pendant 15 minutes ou jusqu'à ce que l'eau bouille. Laissez reposer une heure, puis égouttez.

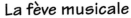
La fève musicale

Nous connaissons tous cet effet secondaire indésirable des légumineuses. Laisser tremper les haricots suffisamment et jeter l'eau de trempage aide à se débarrasser d'une partie des sucres à l'origine des gaz.

Faire le tour du monde

Peut-être votre budget ne vous autorise-t-il pas à vous rendre en Europe ou au Mexique, mais les haricots permettront à vos papilles gustatives de le faire. Depuis des millénaires, les légumineuses font partie de l'alimentation de bien des nations partout sur Terre. Même de nos jours, elles constituent la base du régime alimentaire de milliards de personnes. Pensons aux tamales et burritos des Mexicains, au dhal des Indiens, à l'hoummos et aux falafels des habitants du Moyen-Orient, aux haricots et riz des Cubains, à la soupe minestrone des Italiens, au tofu et aux haricots germés des Chinois, tous des plats qui peuvent facilement venir égayer votre propre table.

Les pois et les haricots séchés renferment davantage de protéines et d'éléments nutritifs que les haricots et les pois frais, sous une forme suffisamment concentrée en fait pour servir de point de départ à un nouveau plant.

Les joies des conserves

Vous n'avez pas à partir de zéro tout le temps. Les haricots vendus en conserve vous dépanneront lorsque vous n'aurez qu'une heure pour préparer le repas. Vous trouverez toutes les variétés: haricots noirs, blancs, rouges, lentilles, etc. Ces conserves ne demandent pas mieux que d'avoir leur place dans votre chariot et d'être transformées en merveilleux repas. Il suffit de les laisser égoutter, de les rincer (afin d'éliminer l'excès de sel) et de les employer dans vos recettes préférées.

Vertes, rouges, jaunes ou brunes, les lentilles n'ont pas besoin de trempage. Elles ne mettent que 10 à 30 minutes à cuire. Vous pouvez les considérer comme la légumineuse express.

pour le gourmet pressé...

Salade de haricots

750 ml (3 tasses) de haricots en boîte ou cuits
125 ml (1/2 tasse) de poivron vert et rouge, et d'oignon haché
50 ml (1/4 tasse) de sauce à salade hypocalorique

Mélangez les ingrédients et dégustez.

Qu'en est-il des graines de soja ?

Des preuves s'accumulent selon lesquelles le soja, membre de la famille des légumineuses, et ses dérivés sont susceptibles de prévenir — et même de combattre — le cancer grâce aux substances phytochimiques qu'ils renferment (voir la page 54 pour en apprendre davantage sur les substances phytochimiques).

En Orient, le soja constitue un aliment de base et une source de protéines importante depuis plus de cinq mille ans. Achetez le soja en sachets ou en vrac, et conservez-le dans un contenant hermétique.

Le soja est différent des autres légumineuses

- C'est le seul aliment végétal qui contienne des protéines complètes
- Il apporte des fibres alimentaires solubles et insolubles
- C'est le seul haricot qui apporte des matières grasses. Le « gras » du soja est surtout insaturé et peut aider à réduire les concentrations de cholestérol sanguin.

Festin de soja

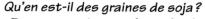

Quand on pense soja, il ne faut pas forcément songer aux graines de soja. Le soja est à la base du miso, des « arachides » de soja, de la sauce soja, du tempeh, du tofu et du lait de soja. Pleins feux donc sur ces produits.

Arachides de soja	Il s'agit de graines de soja rôties. Recherchez la variété rôtie à sec. Si ces friandises riches en protéines sont rôties à l'huile, elles sont plus riches en matières grasses.
Miso	Le terme « miso » désigne un condiment riche et salé, indispensable dans la cuisine japonaise. Conservez le miso au réfrigérateur et consommez-en avec modération à cause de sa forte teneur en sel.

Sauce soja Mélange de graines de soja, de farine de blé et de levure soumis à une fermentation de 18 mois. Le liquide est ensuite récupéré puis traité. À consommer avec modération à cause de la teneur élevée en sel.

Tempeh Des graines de soja fermentées sont à la base de cet aliment indonésien, dont la saveur est plus marquée que celle du tofu. On le trouve habituellement dans la section des produits surgelés.

Tofu Préparation sans saveur particulière, molle, rappelant par son apparence le fromage. Le tofu s'obtient en faisant cailler du lait de soja frais et très chaud avec du nigari, une substance qui nous vient de l'océan, ou avec du sulfate de calcium. On presse ensuite à partir de ce caillé des blocs. À cause de sa forte teneur en calcium et en fer, les Chinois l'appellent «la viande sans os» et l'emploient abondamment dans leur cuisine. Lisez les étiquettes. Si c'est du sulfate de calcium qui a été utilisé pour sa fabrication, ce tofu sera riche en calcium également.

Le tofu absorbe les saveurs comme une éponge. Il se cuisine rapidement et facilement et se digère sans peine. De plus, il ne cause pas de flatulences. Le tofu ferme peut remplacer la viande dans les plats sautés à l'orientale, les soupes et les grillades. Il apporte davantage de protéines, de calcium et de matières grasses que les autres formes de tofu. Essayez le tofu mou dans les soupes orientales.

Vous trouverez du tofu frais dans la section des produits frais, des produits laitiers ou des aliments fins. On le vend aussi en languettes frites ou en sachets. Vous pouvez acheter du tofu emballé sous vide, à même des contenants remplis d'eau ou en briques aseptisées. Le tofu emballé porte une date de péremption. Les variétés de tofu vendues scellées dans du liquide se conservent un certain temps. Une fois l'emballage ouvert, jetez le liquide et remplacez tous les jours l'eau dans lequel il baigne. Consommez le tofu en une semaine.

PST (protéines de soja texturées) Lors du traitement de la farine de soja, les fibres de protéines qu'elle contient changent de structure et prennent l'aspect du bœuf haché. Le PST est souvent utilisé pour gonfler la viande. En raison de son faible taux d'humidité, il se conserve longtemps.

Les **Noix** et les graines

Les noix et les graines constituent une friandise de choix, à condition qu'on en use avec modération. Elles équilibrent les protéines contenues dans les autres aliments d'origine végétale et constituent une solution nourrissante pour les randonneurs ou les campeurs. Imposez-vous de les manger une à une et non à la poignée.

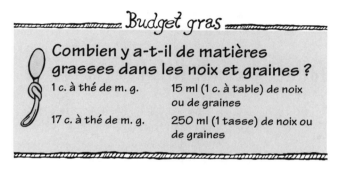

Budget gras

Combien y a-t-il de matières grasses dans les noix et graines ?

1 c. à thé de m. g.	15 ml (1 c. à table) de noix ou de graines
17 c. à thé de m. g.	250 ml (1 tasse) de noix ou de graines

LE SAVIEZ-VOUS

Les arachides rôties à sec contiennent toutes les matières grasses de l'arachide originelle. Accordez-vous-en à titre de friandise, à l'occasion seulement. Les arachides rôties le sont dans l'huile.

Le beurre d'arachide

D'abord, c'est une bonne source de protéines. Ensuite, il est peu coûteux. Incontournable dans la plupart des foyers, il est riche en protéines et c'est pourquoi il se retrouve dans la section n° 2 de votre chariot. Il apporte une bonne quantité de minéraux et de vitamine B, mais faites attention à ses matières grasses.

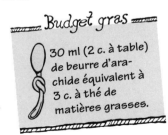

Budget gras

30 ml (2 c. à table) de beurre d'arachide équivalent à 3 c. à thé de matières grasses.

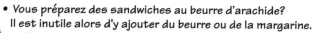

- Vous préparez des sandwiches au beurre d'arachide? Il est inutile alors d'y ajouter du beurre ou de la margarine.
- Soyez un consommateur averti. Achetez du beurre d'arachide qui ne contient pas de sucre, de sel ni d'huile hydrogénée.
- Pour empêcher le fractionnement du beurre d'arachide non hydrogéné, chauffez-le au micro-ondes pendant quelques minutes, puis remuez-le.
- Une fois ouvert, le beurre d'arachide devrait être conservé au réfrigérateur, surtout s'il s'agit d'une variété non homogénéisée, fabriquée exclusivement à partir d'arachides. Jetez tout beurre d'arachide qui présenterait des signes de moisissure.

La **viande** et ses **substituts** en un coup **d'œil**

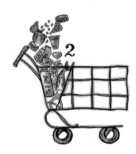

1. Choisissez les coupes maigres, enlevez au couteau tout gras visible et jetez la peau de la volaille.
2. Mangez davantage de poisson.
3. Augmentez votre consommation de haricots, de pois et de lentilles.

La section n°**3** de votre chariot d'épicerie

Les gras, les huiles et les produits divers

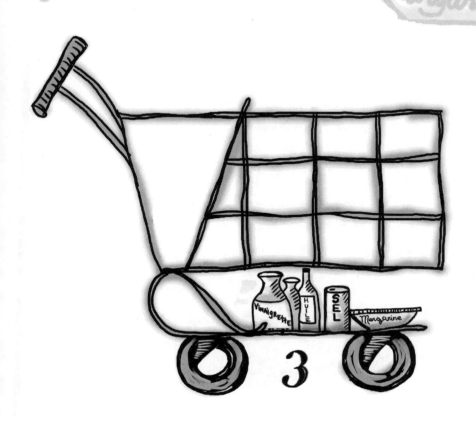

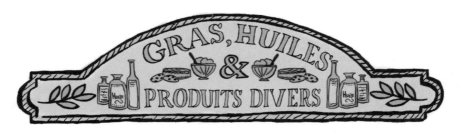

GRAS, HUILES & PRODUITS DIVERS

Pensez-y bien avant de remplir la section n° 3 de votre chariot. Moins vous consommerez de gras, mieux ce sera.

Ici, il faut faire preuve de frugalité. Vous ne trouverez pas ces aliments sur l'arc-en-ciel, même s'ils sont mentionnés dans le *Guide alimentaire*, car beaucoup apportent trop de gras par rapport à leur valeur nutritionnelle. La plupart d'entre nous faisons des efforts réels pour réduire notre consommation de gras animal. En ayant réduit notre consommation de lipides par un choix de viandes et de produits laitiers pauvres en matières grasses, nous avons augmenté notre consommation d'huiles végétales, dont certaines sont saturées ou hydrogénées. De nos jours, en moyenne, 50 % du gras que nous consommons provient des huiles de cuisson, de la margarine, des sauces à salade, des pâtisseries et des fritures. C'est trop ! C'est pourquoi l'achat des articles qui rempliront cette section de votre chariot exige un esprit très critique. Les gras, huiles et autres produits ont leur place dans votre alimentation, mais soyez prudent.

Le budget gras avec les gras, les huiles et les produits divers

Recherchez les versions faibles en matières grasses ou sans matières grasses de ces aliments. De nouveaux produits font leur apparition tous les jours. Parcourez la liste suivante et voyez comment vous avez l'intention de dépenser votre budget gras.

Budget gras

Gras, huiles et produits divers

0 c. à thé de gras	vinaigrette ou sauce à salade sans matières grasses
	mayonnaise sans matières grasses

5 ml (1 c. à thé) d'huile
5 ml (1 c. à thé) de beurre
5 ml (1 c. à thé) de margarine
10 ml (2 c. à thé) de margarine réduite
en matières grasses
15 ml (1 c. à table) de mayonnaise réduite
en matières grasses
15 ml (1 c. à table) de fromage à la crème
15 ml (1 c. à table) de fromage à tartiner
30 ml (2 c. à table) de crème sure
30 ml (2 c. à table) de crème moitié-moitié
30 ml (2 c. à table) de crème à fouetter
30 ml (2 c. à table) de noix de coco râpée

15 ml (1 c. à table) de sauce à salade
15 ml (1 c. à table) de mayonnaise
15 croustilles (de pommes de terre, de maïs,
nachos)

1 petite tablette de chocolat de 50 g, pure

1 cuillerée à thé de matières grasses équivaut à environ 5 grammes de gras
Les nombres indiqués sont des valeurs moyennes.

Conseil Cœur atout

Bien des produits dont nous parlons ici portent une étiquette indiquant le nombre de grammes de matières grasses qu'ils contiennent. Il suffit de se rappeler que 5 g de matières grasses équivalent à environ 1 c. à thé de gras.

TRUC 4 ÉTOILES

• Essayez de remplacer le beurre ou la margarine hydrogénée par des beurres de noix ou de la margarine non hydrogénée.

• Lisez les étiquettes et choisissez les produits transformés dans lesquels les gras insaturés NE SONT PAS hydrogénés.

Les matières grasses sont essentielles

Les lipides jouent un rôle important dans l'ensemble de la nutrition.

🍂 Ils servent de véhicule aux importantes vitamines liposolubles A, D, E et K.

🍂 Ils représentent une forme concentrée d'énergie.

- Ils donnent de l'éclat au teint et à la chevelure.
- Ils contribuent à la sensation de satiété en séjournant longtemps dans l'estomac.
- Ils apportent des acides gras essentiels que l'organisme ne peut synthétiser et que nous devons puiser dans notre alimentation.

Gardez à l'œil le gras visible

Il est des matières grasses qu'on peut voir, et d'autres qui sont invisibles. Le gras visible est celui qu'on aperçoit ou qu'on ajoute aux aliments. Les huiles, les margarines, le beurre, les sauces à salade, les noix, les graines, la crème et les colorants à café entrent tous dans cette catégorie.

Les huiles

Toutes les huiles sont composées à 100 % de matières grasses et apportent le même nombre de calories que les gras solides. La différence se situe au niveau du type de gras. Parfois, les étiquettes peuvent donner lieu à de la confusion. Voici quelques explications :

Sans cholestérol ne signifie pas que l'huile en question est spéciale. Toutes les huiles sont végétales et ne peuvent de toute façon contenir de cholestérol. Si vous souhaitez abaisser votre concentration de cholestérol sanguin, vous devez réduire votre consommation globale de matières grasses. Toutes les huiles sont constituées à 100 % de matières grasses.

Légère ou *Allégée* ne signifie pas que l'huile soit pauvre en gras ou en calories. L'épithète « légère » se réfère habituellement à la texture, à la saveur ou à la couleur.

LE SAVIEZ-VOUS ? Les huiles vendues dans les supermarchés sont riches en gras insaturés. Les huiles tropicales (palme, palmiste, noix de coco), riches en gras saturés, ne sont pas vendues dans le commerce mais entrent dans la composition de beaucoup de produits transformés.

Conseil Cœur atout — S'il est exact que toutes les huiles vendues au super marché sont riches en gras insaturés, aucune n'est insaturée à 100 %. La solution ? En utiliser le moins possible.

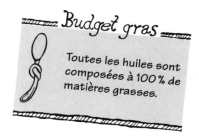

Budget gras

Toutes les huiles sont composées à 100 % de matières grasses.

Comment mettre moins d'huile dans les aliments

TRUC 4 ÉTOILES

• Quand vous utilisez de l'huile en cuisson, essayez de vous servir de poêles antiadhésives et de bien chauffer l'huile avant d'y jeter les aliments. Ainsi, ils y séjourneront moins longtemps et en absorberont moins.

• L'emploi de vinaigres balsamiques ou aromatisés de fruits dans les vinaigrettes vous permet de mettre moins d'huile. La moutarde, les fines herbes et l'ail peuvent également rehausser la saveur des salades.

• Servez-vous d'enduits antiadhésifs pour la cuisson. Ces enduits contiennent de l'huile végétale (p. ex. de maïs ou de soja) ainsi que de la lécithine qui aident l'huile et les solutions aqueuses à rester ensemble. Ces enduits empêchent les aliments d'adhérer en formant un mince film entre les aliments et la poêle. Agitez bien la bombe avant usage et ne vaporisez le produit que sur des surfaces froides.

Est-ce que l'huile d'olive et l'huile de colza sont des choix valables?

Oui, car elles sont riches en gras monoinsaturés. Mais ce n'est pas une raison d'en consommer davantage. Toutes les huiles sont composées de 100 % de matières grasses. Ayez en tête votre budget gras.

LE SAVIEZ-VOUS

Les huiles d'olive sont vendues sous différentes appellations.

• « PRESSÉE À FROID » signifie que l'huile a été obtenue des olives par pressage mécanique. Il n'existe pas de preuves que ce processus donne une huile plus saine que les autres méthodes.

• Les appellations « VIERGE » ou « EXTRAVIERGE » font allusion à la teneur en acide, et non en gras. L'huile obtenue d'une première pression est souvent appelée « extravierge »; c'est la plus savoureuse.

• « LÉGÈRE » décrit une huile plus légère en couleur, saveur ou texture.

Libérez la magie des huiles

Utilisez les huiles avec parcimonie et de façon variée. Dans ma cuisine, vous trouverez de l'huile d'olive, à la merveilleuse saveur fruitée, si délicieuse en salade. L'huile de colza (Canola) est idéale quand on souhaite une huile au goût neutre pour la cuisson. Je conserve au réfrigérateur l'huile de sésame, au goût de noisette prononcé.

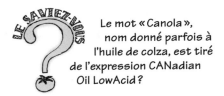

LE SAVIEZ-VOUS

Le mot « Canola », nom donné parfois à l'huile de colza, est tiré de l'expression CANadian Oil LowAcid ?

Margarine ou beurre

Qu'est-il préférable de tartiner sur le pain ? Les deux produits contiennent la même quantité de matières grasses et apportent le même nombre de calories, mais…

Le beurre contient du cholestérol, car il est d'origine animale. La margarine, fabriquée à partir d'huiles végétales, est exempte de cholestérol.

La margarine hydrogénée et le beurre sont tous les deux riches en gras saturés. En plus, pendant le traitement de la margarine, certains gras hydrogénés se transforment en acides gras trans. Ces gras ont tendance à élever les concentrations de cholestérol.

Le meilleur choix ? La margarine non hydrogénée. Elle ne renferme ni cholestérol ni acides gras trans et est faible en gras saturés.

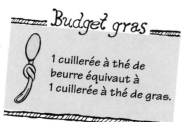

Budget gras

1 cuillerée à thé de beurre équivaut à 1 cuillerée à thé de gras.

Conseil Cœur atout

Vous optez pour la margarine ?
- Choisissez une margarine non hydrogénée.
- Plus une margarine est molle, meilleure elle est.
- Lisez bien les étiquettes des margarines dites « légères ». Elles contiennent habituellement la moitié du gras que renferment les margarines ordinaires. Leur teneur élevée en eau les rend impropres à la cuisson, et elles ont la propriété de ramollir les rôties. Cependant, elles sont idéales pour les sandwiches, sur les pommes de terre au four ou dans la purée de pommes de terre.

L'huile de palme qu'on ajoute en petite quantité à la margarine non hydrogénée rend celle-ci tartinable, sans l'inconvénient de gras trans.

Budget gras

Choisissez une margarine légère qui apporte deux fois moins de gras qu'une margarine ordinaire.

Amateurs de **fromages** à la crème, réjouissez-vous

Le fromage à la crème ne contient qu'un tiers du gras qu'apporte le beurre ou la margarine… à condition bien sûr que nous n'en mettiez pas trois fois plus ! Vous découvrirez au supermarché de nouvelles variétés savoureuses aromatisées de saumon fumé, d'ail ou de fruits. Recherchez les nouveaux fromages à la crème pauvres en matières grasses, environ deux fois moins gras. Eh non, vous ne pouvez pas compter cela comme une portion de produits laitiers.

Budget gras

1 cuillerée à table de fromage à la crème équivaut à 1 cuillerée à thé de gras.

Vinaigrettes et **mayonnaise**

La majorité des consommateurs souhaitent trouver des produits faibles en matières grasses, et les fabricants ont répondu à cette demande. Examinez les étagères et vous trouverez des dizaines de vinaigrettes ou de mayonnaises pauvres en matières grasses ou sans matières grasses. Lisez les étiquettes pour connaître la teneur en gras et jetez votre dévolu sur la préparation la moins grasse.

- Si l'étiquette d'une sauce à salade dit « réduite en calories », celle-ci est faible en matières grasses également. Dans une sauce à salade, toutes les calories proviennent du gras.
  - Faites preuve d'imagination quand vient le temps de préparer les sandwiches pour vos casse-croûte. Essayez d'autres tartinades : salsa, moutarde, chutney, sauce de canneberges, ketchup ou relish. Si vous mettez de la mayonnaise, omettez la margarine ou le beurre.
  - Avez-vous jeté un coup d'œil à la section des vinaigres récemment ? Quelle variété ! Vinaigres de vin rouge, de vin blanc et aromatisés de fines herbes. Vinaigres balsamiques et de cidre de pomme. Vinaigres de framboise ou de fraise. Tous n'attendent qu'à rehausser la saveur de vos salades, sauces et même desserts.

Des sauces, pour l'amour du goût !

N'hésitez pas à vous inspirer de la cuisine internationale. Les sauces piquantes qui sont l'apanage de certaines cuisines ont le pouvoir d'aromatiser un plat en moins de deux. De l'Asie, essayez les sauces teriyaki, hoisin, aux prunes ou aux piments brûlants. Découvrez la salsa mexicaine ou la sauce Worcestershire britannique. S'il est vrai que ces sauces sont faibles en matières grasses, elles sont néanmoins riches en sel. Un peu suffit.

pour le gourmet pressé...

Vinaigrettes surprenantes

Sauces crémeuses maison
Soyez créatifs ! Mélangez du yogourt maigre ou du fromage de yogourt mou avec un peu de mayonnaise réduite en matières grasses. Aromatisez de fines herbes, d'ail émincé, de basilic frais, d'aneth, d'origan, de poivre noir ou de poudre de chili.

La valse des vinaigrettes
Mélangez deux parties d'huile (ou même moins), une partie de vinaigre et aromatisez de vos fines herbes préférées.

Vinaigrette balsamique à l'orange
75 ml (1/3 tasse) de jus d'orange
30 ml (2 c. à table) de vinaigre balsamique
30 ml (2 c. à table) d'huile d'olive
5 ml (1 c. à thé) de moutarde sèche
50 ml (1/4 tasse) d'eau
10 ml (2 c. à thé) de persil haché
Mélangez les ingrédients au fouet. Gardez au réfrigérateur pendant quelques heures. Servez avec des laitues douces. Cette vinaigrette apporte 25 calories et 2 grammes de matières grasses par portion de 1 c. à table.

Surveillez votre consommation de sel

Cessez de compter sur le sel pour donner du goût à vos aliments. Voici quelques trucs pour réduire votre consommation.

- Faites attention au sel que vous ajoutez aux aliments en cuisinant et en mangeant. Pourquoi ne pas obstruer la moitié des trous de la salière avec du ruban adhésif?
- Mangez davantage d'aliments maison que d'aliments préparés (p. ex. soupes).
- Essayez de remplacer le sel par des épices et des aromates. Le citron, la moutarde en poudre, l'ail, le gingembre, le cari, le thym, le persil ou le paprika ont le don de transfigurer les plats.
- En préparant vos propres bouillons, vous pourrez réduire le sel et les matières grasses.
- Lisez les étiquettes sur les aliments transformés et, dans la mesure du possible, choisissez les produits faibles en sel.
- Consultez votre médecin avant d'utiliser un substitut du sel.
- Si votre tension artérielle est trop élevée, réduisez votre consommation de sel.

Sel de mer ou sel de table, quelle est la différence?

Le sel de mer non raffiné peut contenir des traces d'autres minéraux, mais une fois raffiné il est comme le sel ordinaire. De plus, il n'est pas iodé.

Conseil Cœur atout

Un produit hyposodique est un produit:
- qui contient 50 % moins de sodium que le produit ordinaire
- qui contient pas plus de 40 mg de sodium aux 100 g
- qui ne contient pas de sel ajouté

La Crème, douce ou sure, quel doux péché!

La saveur et le velouté de la crème ont quelque chose d'unique. Dommage qu'elle soit si riche en matières grasses. Avant de vous l'autoriser, voyez comment ce produit s'inscrit dans votre budget gras.

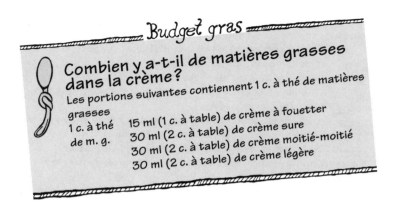

Budget gras

Combien y a-t-il de matières grasses dans la crème ?

Les portions suivantes contiennent 1 c. à thé de matières grasses

1 c. à thé de m. g.
- 15 ml (1 c. à table) de crème à fouetter
- 30 ml (2 c. à table) de crème sure
- 30 ml (2 c. à table) de crème moitié-moitié
- 30 ml (2 c. à table) de crème légère

Voici la façon Cœur atout d'adoucir le café

Prenez du lait écrémé au lieu de la crème et du lait écrémé en poudre au lieu du colorant à café.

LE SAVIEZ-VOUS

S'il peut être vrai que les colorants à café non laitiers sont sans cholestérol, ils ne sont pas exempts de matières grasses. Souvent, l'huile végétale qui entre dans leur composition est hydrogénée ou il s'agit d'huile de palme ou de noix de coco, riche en gras saturés. Plusieurs variétés de colorants à café comptent plus de calories par portion que la crème légère. Il est de beaucoup plus préférable d'utiliser du lait écrémé en poudre.

Budget gras

30 ml (2 c. à table) de colorant à café équivalent à 1 c. à thé de matières grasses
Trois godets de crème moitié-moitié tels qu'on en trouve au restaurant équivalent à 1 cuillerée à thé de gras.

TRUC 4 ÉTOILES

Si une recette exige de la crème sure, optez pour les variétés pauvres en matières grasses ou sans matières grasses de cet ingrédient, ou encore remplacez-le par du yogourt faible en matières grasses (voir page 81).

Soyez à l'affût du gras **invisible**

Les amuse-gueule à grignoter peuvent cacher du gras, souvent en trop grande quantité et souvent du gras saturé. Réduisez votre consommation de produits transformés riches en matières grasses. Lisez les étiquettes et choisissez les produits contenant le moins de gras par portion. Ne vous empressez pas de mettre ces produits dans la section n° 3 de votre chariot.

Conseil Cœur atout — Venir à bout de la fringale

- Gardez dans votre réfrigérateur une bonne provision de légumes et de fruits frais ; ainsi, vous aurez toujours quelque chose d'hypocalorique à vous mettre sous la dent en cas d'urgence.
- Achetez des grignotises faibles en matières grasses comme des bretzels ou du maïs éclaté nature plutôt que des croustilles ou des noix.
- Donnez la priorité aux sorbets, au yogourt glacé et aux desserts laitiers faibles en gras.
- Choisissez des biscuits et des craquelins contenant moins de 1 cuillerée à thé de matières grasses par portion.

Croustilles de pommes de terre, de maïs, de tortillas et autres **bâtonnets** au fromage

En soi, les pommes de terre et le maïs sont des aliments faibles en matières grasses. Faites-les frire dans l'huile et voyez ce qui se produit. Quelques croustilles, soit environ 15 seulement, véhiculent 10 g (2 c. à thé) de gras. On ne parle même pas ici du sel ajouté. Un tel aliment pèse lourd dans le budget gras.

TRUC 4 ÉTOILES

- Si une envie folle de croustilles s'empare de vous, recherchez les croustilles au four, plus faibles en matières grasses et en sel. Vous vous sentez l'âme mexicaine ? Servez les croustilles de tortilla accompagnées de salsa faible en matières grasses et non de guacamole, très riche en gras.
- La mention « faible teneur en gras saturés » sur l'emballage des grignotises ne signifie pas nécessairement qu'elles soient faibles en gras total. Ne vous y méprenez pas et n'allez pas croire que vous pouvez en manger plus.

Le maïs éclaté

D'accord, le maïs éclaté est facile à faire, mais les préparations pour micro-ondes sont riches en matières grasses. Recherchez les variétés qui contiennent moins de gras. La solution idéale ? Préparez votre propre maïs éclaté sur la cuisinière, en vous servant d'un minimum d'huile, ou utilisez un éclateur de maïs à air chaud. Salez parcimonieusement.

Incitez votre famille à grignoter du maïs éclaté maison, faible en matières grasses, des bretzels non salés, des galettes de riz ou céréales pour petit déjeuner sèches. Voir les Idées de collations simples et savoureuses à la page 126.

La consommation de chocolat est à la hausse, peut-être parce qu'il stimule la production de sérotonine, un neurotransmetteur qui exerce un effet favorable sur l'humeur. La mauvaise nouvelle maintenant : une tablette de chocolat ordinaire contient au moins 3 cuillerées à thé de matières grasses et est surchargée de sucre. Rappelez-vous que 1 c. à thé de matières grasses correspond à environ 5 grammes de gras.

La farine de caroube est faible en matières grasses, mais pour en faire des tablettes on la mélange à de l'huile de noix de coco ou de l'huile végétale hydrogénée ; la teneur en matières grasses de cette préparation est la même que celle du chocolat. Qu'on s'y prenne comme on voudra, la caroube et le chocolat pèsent lourd dans votre budget gras.

De la poudre pour chocolat au lait mélangée à du lait écrémé ou à du lait à 1 % est une bonne solution de rechange pour assouvir la passion du chocolat.

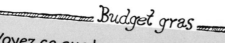
Budget gras

Voyez ce que les grignotises vous réservent!

0 c. à thé de m. g.	1 tasse de maïs éclaté à l'air chaud
2 c. à thé de m. g.	1 tasse de bretzels
3 c. à thé de m. g.	15 croustilles de pommes de terre
7.5 c. à thé de m. g.	1 petite tablette de chocolat
	125 ml (1/2 tasse) de noix ou de graines

Les gras, les huiles et les produits divers en un coup d'œil

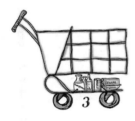

1. Réduisez la quantité totale de matières grasses dans votre alimentation.
2. Pensez qualité. Optez pour les gras insaturés.
3. Maîtrisez votre budget gras.

Des repas solides
préparés rapidement

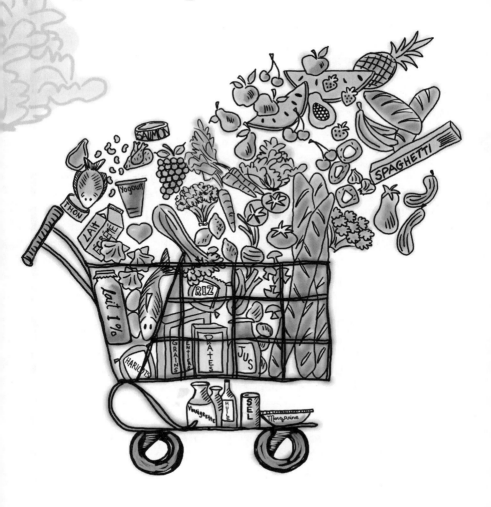

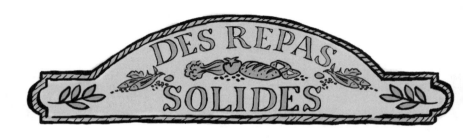

Remplissez votre assiette de la même façon que vous remplissez votre chariot d'épicerie Cœur atout.

Vu que je suis diététiste, on me demande souvent: « Qu'est-ce que vous faites à manger à votre famille ? Passez-vous votre temps à consulter des livres de recettes ? Passez-vous des heures à cuisiner ? » Eh bien, je possède des rayons de livres de cuisine appétissants, c'est vrai. J'adore les parcourir et j'adore cuisiner aussi. Cependant, je n'essaie de nouvelles recettes que lorsque je reçois. « Comme tout le monde », me direz-vous. Dans le quotidien, je recherche des plats qui n'exigent aucune réflexion, rapides, simples, savoureux et nutritifs. Des repas qui apportent une abondance d'éléments nutritifs, que je peux exécuter de mémoire, très rapidement.

Nous avons besoin de trois repas par jour et de quelques collations nutritives. Plus ces repas seront équilibrés, plus nous conserverons notre santé, plus nous maintiendrons un poids-santé et plus nous assurerons la maîtrise de notre budget gras. Le petit déjeuner est habituellement rapide et pratique. On peut prendre le dîner à la maison ou emporter un casse-croûte au travail. Le souper apportera une bonne quantité d'éléments nutritifs et se préparera en quelques minutes.

Comment préparer des repas nutritifs, au jour le jour

De nos jours, rares sont les gens qui ont le temps d'exécuter jour après jour des recettes complexes. Nous devons travailler à partir d'idées toutes faites, de concepts. Voici donc mes suggestions.

Comme je me suis employée à le démontrer tout au long de ce livre, il est préférable de gérer sa consommation de matières grasses et d'éléments nutritifs sur une période de plusieurs jours plutôt qu'au cas par cas. Contentez-vous de suivre les conseils et soyez assuré qu'ils sont conformes à la philosophie Cœur atout.

Commençons par le petit déjeuner

Le petit déjeuner est le repas le plus important de la journée. Je fais débuter chaque journée par un verre de jus d'orange, un grand bol de céréales (un mélange de trois céréales riches en fibres alimentaires) mouillé de lait écrémé; j'arrose le tout d'une tasse de thé. Fruits, produits céréaliers et lait, j'ai déjà puisé à même trois des quatre bandes de l'arc-en-ciel du *Guide alimentaire*, et j'ai choisi différents aliments à même la section nº 1 de mon chariot d'épicerie et un choix faible en matières grasses de la section nº 2.

pour le gourmet pressé....
Petits déjeuners nutritifs express

Fromage cottage « gratiné »
Étendez du fromage cottage faible en matières grasses sur un muffin anglais. Saupoudrez-y un mélange de cannelle et de sucre. Garnissez de raisins secs ou de tranches de bananes. Passez sous l'élément de grillage du four.

Super rôties
Bagels ou rôties de blé entier tartinés de fromage à la crème réduit en matières grasses ou de beurre d'arachide et de confiture.

Œufs au micro-ondes
Mélangez 2 œufs battus dans un bol (un œuf entier et un blanc d'œuf si l'on veut réduire les matières grasses). Chauffez au micro-ondes pendant 40 secondes à intensité maximale et servez sur une rôtie.

Lait frappé
Mélangez une tasse de lait écrémé ou partiellement écrémé, une banane, 5 ml (1 c. à thé) de vanille et 15 ml (1 c. à table) de miel jusqu'à ce que le liquide mousse. Miam ! Parfois, vous pouvez ajouter une cuillerée à table de beurre d'arachide ou 125 ml (1/2 tasse) de fruits ou de yogourt aromatisé de fruits.

Pain doré faible en cholestérol
(vaut bien les quelques minutes de préparation)
Battez au fouet 2 blancs d'œufs, 2 œufs entiers, 50 ml (1/4 tasse) de lait écrémé ou partiellement écrémé, quelques gouttes de vanille, 10 ml (2 c. à thé) de sucre ainsi qu'une pincée de cannelle. Trempez une à une les tranches de pain dans ce mélange en les enrobant bien. Graissez légèrement une poêle antiadhésive et faites-y dorer les tranches des deux côtés. Donne quatre portions.

Des lunchs costauds

Au milieu de la journée, bien des gens se trouvent à l'extérieur de la maison. Il n'est que trop facile de se précipiter au restaurant le plus proche et de défoncer son budget gras — et financier — pour le reste de la journée. Certains sauteront carrément le dîner. Il est pourtant facile de prendre l'habitude d'emporter un lunch santé, et cette solution est bien meilleure sur le plan nutritionnel.

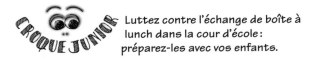

Luttez contre l'échange de boîte à lunch dans la cour d'école : préparez-les avec vos enfants.

Liste de provisions pour la boîte à lunch

Préparez une boîte à lunch de la même façon que vous remplissez votre chariot d'épicerie Cœur atout. Chargez la boîte de produits céréaliers, de légumes et de fruits. Choisissez des viandes et des produits laitiers maigres. Soyez créatifs avec les légumineuses. Allez-y mollo avec les matières grasses.

30 minutes d'organisation = des lunchs prêts en 1 minute

- Garnitures à sandwich savoureuses. Légumes et fruits revitalisants. Si vous avez tous ces éléments à portée de la main, vous les utiliserez tous.

- RÉSERVEZ un TIROIR DE VOTRE CUISINE aux articles servant à préparer les boîtes à lunch. Vous y mettrez du papier ou des sachets de plastique réutilisables, un thermos, un assortiment de contenants de plastique pouvant aller au micro-ondes, des bouteilles pour les boissons, des ustensiles de plastique et des serviettes, un carnet et un stylo pour prendre des notes. Un autocollant « Je vous aime » ou « J'espère que l'examen ira bien » égaiera l'après-midi de votre entourage.

- RÉSERVEZ une section du RÉFRIGÉRATEUR aux articles qui composeront les boîtes à lunch : yogourt, lait, jus, garnitures à sandwiches (y compris moutarde et mayonnaise réduite en matières grasses). Faites comprendre aux membres de votre famille que cette section n'est pas ouverte au grignotage.

Comment exécuter un super sandwich

Le pain

Pain de blé entier, bagels, pitas, petits pains au lait, pain à sous-marins, petits pains Kaiser ou muffins anglais.

La tartinade
Badigeonnez légèrement le pain de margarine, de beurre ou de mayonnaise (choisissez les variétés légères ou sans gras). Moutarde, salsa, chutney, sauce de canneberges ou relish feront des sandwiches formidables.

Les produits de remplissage
Des tonnes de laitue, des tomates, des graines germées, concombre, oignons, et même des tranches d'orange. Placez les éléments humides (comme les tomates) entre des éléments secs afin d'éviter de tremper le pain.

La garniture
Viandes maigres comme la poitrine de dinde, du jambon ou bœuf maigre. Du saumon ou du thon en conserve. Beurre d'arachide non salé. Œuf cuit dur haché.

Mettez de la moutarde de Dijon, de la moutarde au miel ou une autre moutarde aromatisée de préférence à l'habituelle cuillerée à thé de mayonnaise, et épargnez ainsi 1 cuillerée à thé de matières grasses.

Gardez-en pour le lendemain

Le four à micro-ondes de la cantine de votre bureau vous permet d'instaurer la variété dans vos lunchs. Les plats aux pâtes, le riz et les légumes, les soupes et les ragoûts, tous ces mets Cœur atout mangés la veille à la maison peuvent être réchauffés le lendemain au bureau ou congelés en portions.

Les salades à base de haricots, de produits céréaliers ou de pâtes se conservent bien et vous changeront des sandwiches. Préparez-en donc de grandes quantités; la préparation de vos casse-croûte s'en trouvera facilitée.

Comment combattre les fringales

Grignoter est un passe-temps national. Nous nous y adonnons tous. Sachant cela, si vous remplissez le réfrigérateur et le comptoir d'aliments savoureux faibles en gras, ces collations pourraient se transformer en une saine habitude.

Sur votre liste de provisions, remplacez les boissons gazeuses par des jus de fruits. Gardez au réfrigérateur des contenants remplis de yogourt et de trempettes à base de fromage de yogourt ainsi qu'une assiette de légumes croquants. Achetez des pains et ces craquelins de grains entiers, ainsi que des fromages faibles en matières grasses plutôt que des biscuits traditionnels et des croustilles de pommes de terre.

Idées de collations simples et savoureuses

- Lait, fromage et yogourt faibles en matières grasses
- Produits céréaliers
- Fruits frais
- Bagels ou pita tartinés légèrement de fromage à la crème léger
- Préparez des sachets de légumes pratiques déjà coupés. À servir avec des sauces à salade réduites en matières grasses ou sans gras, ou encore avec des trempettes à base de fromage de yogourt maigre
- Muffins maison faibles en matières grasses
- Mini-pizzas sur muffin anglais ou pita
- Fromage faible en matières grasses et craquelins
- Maïs éclaté sans beurre, de préférence éclaté à l'air. Gardez la machine à éclater le maïs sur le comptoir; ainsi, elle sera facile à utiliser.
- Yogourt faible en matières grasses. Recherchez celui qui ne contient que 1 % de matières grasses et mélangez-le avec des fruits coupés
- Jus de tomate ou de légumes
- Céréales prêtes à manger sans sucre
- Brochettes de fruits. Il suffit d'enfiler des fraises, des raisins, des morceaux de banane ou des segments d'orange sur des tiges de bois
- Galettes de riz tartinées légèrement de beurre d'arachide, de beurre d'amande ou de fromage à la crème léger
- Sucettes glacées au jus de fruits ou bâtonnets glacés au fudge allégés
- Hommmos et pain pita
- Croustilles de maïs maison. Il suffit de découper des tortillas en pointes et de les faire brunir dans au four chauffé à 200 °C (400 °F) pendant 8 minutes ou jusqu'à ce qu'elles soient dorées et croustillantes.

LE SAVIEZ-VOUS ? Tentez de deviner la quantité de sucre contenue dans une canette de boisson gazeuse. Une cuillerée à thé? Deux? Vous n'y êtes pas. Un verre de boisson gazeuse contient 7,5 cuillerées à thé de sucre. Boire cela équivaut à avaler une poignée de cubes de sucre.

TRUC 4 ÉTOILES Une boisson aux fruits n'est pas la même chose qu'un jus de fruits. Si le produit ne porte pas la mention «jus», ce n'en est point. Les punchs, cocktails et boissons aux fruits peuvent ne contenir que 10 % de jus de fruits. Vous avez donc intérêt à acheter des produits portant la mention «jus», car autrement vous risquez de payer cher pour de l'eau sucrée!

LE SAVIEZ-VOUS

Le café et le thé

Les dizaines d'études portant sur la caféine n'ont pas réussi à prouver de façon probante que celle-ci est nuisible. Selon les recommandations, quatre tasses de café filtre par jour peuvent être considérées comme une consommation modérée.

Le souper express

Encore là, remplissez votre assiette comme vous le feriez avec votre chariot d'épicerie Cœur atout. Allez-y généreusement avec les produits céréaliers ainsi que les légumes et les fruits. Faites preuve de retenue avec la viande.

Rappelez-vous le dicton : « Déjeuner comme un roi, dîner comme une reine et souper comme un valet ». Le souper peut très bien être plus léger que ce à quoi nous étions habitués.

Exercez-vous à faire toutes les variations possibles autour de quelques plats qui vous tiennent à cœur ; vous serez ainsi en mesure de mettre sur la table un mets différent tous les soirs de l'année. Et encore mieux : ces plats sont si faciles à préparer qu'ils n'exigent même pas qu'on suive une recette. Il suffit de vous rappeler quelques étapes simples.

Faibles en matières grasses, riches en saveur : six trucs rapides

Les matières grasses véhiculent de la saveur, c'est pourquoi nous trouvons difficile de nous en passer. Le truc consiste alors à les remplacer par d'autres substances au goût intense et satisfaisant.

1. Faites cuire le riz, les haricots et les céréales dans du bouillon aromatisé de fines herbes et d'ail.
2. Donnez du piquant et de l'éclat aux aliments grillés par l'ajout de moutardes, de confitures et de chutney.
3. Servez-vous de casseroles antiadhésives, vous nécessiterez ainsi de moins de gras.
4. Pour mouiller et arroser les viandes, prenez du bouillon, du jus ou du vin plutôt que de l'huile.
5. Ajoutez l'huile à la salade à l'aide d'un flacon vaporisateur.
6. Utilisez les fines herbes et les épices. Les condiments rehaussent incroyablement le goût des aliments tout en vous permettant de réduire le gras et le sel. Expérimentez à votre guise.

TRUC 4 ÉTOILES

Une fois moulues, les épices perdent rapidement leur saveur. Achetez-en peu à la fois, ou achetez-les entières et passez-les au moulin au fur et à mesure. Conservez-les dans un endroit frais et sec.

• Avant de mettre des fines herbes fraîches dans un plat, frottez-les entre les mains pour en libérer la saveur.

• Potentialisez la saveur des épices en les chauffant à sec dans une poêle jusqu'à ce qu'elles commencent à dégager leur arôme. Ce conseil ne s'applique pas aux fines herbes séchées.

Est-ce que votre cuisine dispose d'une fenêtre ensoleillée ? Si oui, c'est l'endroit idéal pour y placer quelques pots de fines herbes. Vous prendrez alors l'habitude d'en arracher quelques tiges pour les mettre dans les soupes et autres plats, avec des résultats étonnants. Le basilic frais et la tomate sont une combinaison magique. L'origan et la sarriette donnent de l'âme aux haricots. Les fines herbes françaises et italiennes (romarin, thym, marjolaine et sauge) donnent du style aux pâtes, aux légumes et aux plats au four.

Que penser des repas surgelés ?

Ils sont difficiles à battre sur le plan pratique, mais on ne peut en dire autant du point de vue nutritionnel. Une lecture attentive des étiquettes vous permettra de savoir si vous avez intérêt à mettre un plat congelé dans votre chariot d'épicerie. Recherchez les plats faibles en matières grasses et les viandes maigres, qui apportent peu de calories. Rappelez-vous que les ingrédients qui figurent en tête de liste sont ceux présents en plus grande quantité.

Les mots « léger » ou « allégé » ne visent pas nécessairement le gras, le sucre ou le sel. Choisissez les mets qui fournissent moins de 30 % des calories sous forme de matières grasses.

Prenez les produits les moins salés qui soient. Vous pourrez toujours rehausser la saveur d'un plat avec du jus de citron ou des fines herbes.

Préparez vos propres plateaux-télé et congelez-les vous-même. Achetez des plats à compartiments capables d'aller au congélateur et au micro-ondes. Remplissez ces assiettes avec des restes, planifiés ou non.

Des **Pâtes** à l'infini

Spaghetti, linguine et fettuccine longs et minces. Spirales, coquilles et tubes. Vous trouverez facilement une forme nouvelle de pâte pour tous les jours du mois !

Sauces simples et savoureuses

Sauce tomate express

Faites sauter de l'oignon haché et de l'ail dans du bouillon ou une cuillerée à thé d'huile d'olive. Ajoutez une boîte de tomates italiennes (défaites-les à l'aide d'une cuillère de bois). Laissez mijoter pendant 30 minutes. Ajoutez du basilic séché ou frais et assaisonnez au goût.

Variantes

Ajoutez des légumes frais hachés tels que des poivrons, des champignons ou des courgettes. Jetez dans la sauce une poignée de petits pois surgelés, ou tout autre légume surgelé. Incorporez à la sauce une boîte de thon égoutté. Si vous voulez vous faire plaisir, mettez des pétoncles. Un reste de poulet coupé en dés peut être ajouté à la sauce à la dernière minute. Laissez chauffer quelques instants.

Garnissez les pâtes de parmesan et de poivre fraîchement moulu. Servez avec une salade et une baguette de pain frais.

LE SAVIEZ-VOUS

15 ml (1 c. à table) de parmesan ne contiennent que 2 grammes de gras et n'apportent que 25 calories. Cependant, il renferme pas mal de sodium.

TRUC 4 ÉTOILES

Sachez apparier les pâtes de différentes formes et les sauces

- Pâtes creuses (coudes, coquilles, rigatoni) : elles se marient bien aux sauces épaisses, qu'elles retiennent.
- Pâtes plates (fettuccine) : à mélanger avec les sauces crémeuses.
- Pâtes longiformes (spaghetti ou linguine) : sauces aux tomates ou aux fruits de mer.
- Petites pâtes (orzo, alphabets) : à utiliser dans les soupes.
- Pâtes fraîches : sauces légères à base de tomate; ces pâtes absorbent davantage de liquide que les pâtes sèches.

Plats sautés à l'orientale

Les plats sautés à l'orientale sont d'une simplicité déconcertante et servent à créer une multitude de plats ; ils permettent aussi d'en faire plus avec un petit morceau de viande et de déguster en abondance des légumes.

Soupers à l'orientale

Préchauffez un wok ou une poêle antiadhésive. Versez-y une larme d'huile. Encore mieux, pourquoi ne pas utiliser du bouillon ou des sauces à salade faibles en gras ?

Ajoutez de l'ail et du gingembre, et faites sauter quelques secondes.

Ajoutez les légumes que vous aurez pris le temps de couper. Commencez par ceux qui exigent le temps de cuisson le plus long, soit les oignons, le brocoli ou le chou-fleur. Terminez par les pois mange-tout et les champignons, qui cuisent en un rien de temps. Ma combinaison favorite explose de couleurs et de textures : champignons, brocoli, poivrons rouges et verts, pois chiches, courgettes, maïs nain.

Pour faire changement, ajoutez des éléments du groupe des viandes et substituts. Tranchez finement du bœuf maigre, des morceaux de poitrine de poulet, du tofu ou des pétoncles. Faites sauter ces ingrédients avant de cuire les légumes. Gardez-les au chaud dans une assiette et remettez-les dans le wok dès que les légumes sont à point. Ajoutez des morceaux d'ananas ou de pomme.

Poussez les ingrédients cuits en périphérie du wok ou de la poêle et rehaussez votre plat d'une sauce. Cuisez jusqu'à épaississement. Voici quelques-unes de mes sauces préférées.

Sauce de base

10 ml (2 c. à table) de fécule de maïs
125 ml (1/2 tasse) de bouillon
10 ml (2 c. à thé) de miel
Délayez la fécule de maïs dans l'eau jusqu'à homogénéité.
Ajoutez les autres ingrédients.

15 ml (1 c. à table) d'eau
10 ml (2 c. à thé) de sauce soja légère
1 ml (1/4 c. à thé) de poudre d'ail

Variantes

- SAUCE AIGRE-DOUCE : remplacez le bouillon de poulet par du jus d'ananas. Jetez quelques morceaux d'ananas dans la sauce et remuez.
- SAUCE SICHUAN PIQUANTE : prenez de l'huile au piment au lieu d'huile ordinaire et ajoutez à la sauce de base une pincée de piments séchés.
- SAUCE THAÏLANDAISE : remplacez la sauce soja et le miel par 30 ml (2 c. à table) de sauce hoisin, 10 ml (2 c. à thé) d'huile de sésame, la même quantité de vinaigre de riz et 5 ml (1 c. à thé) de moutarde sèche.

Dispersez des arachides, des noix de Cajou, des graines de sésame ou des amandes rôties sur votre plat sauté. Ayez la main légère toutefois, car ces ingrédients sont riches en gras. Servez avec du riz vapeur (voir la recette à la page 43) et des petits pains de blé entier.

Le **poulet** passe-partout

Côté variété, rien ne bat le poulet. Choisissez la poitrine, enlevez la peau et plongez dans l'univers de la saveur.

Poulet pané

Dépouillez les poitrines de la peau. Prévoyez une demi-poitrine par personne. Assaisonnez-les à votre guise. Exécutez l'une des préparations suivantes et nappez-en les poitrines :

- Mélangez à parts égales de la vinaigrette réduite en matières grasses italienne ou russe et de la confiture de prunes ou d'abricots. Le contenu d'un sachet de soupe à l'oignon fait des merveilles ici mais apporte beaucoup de sel.
- Mélangez 30 ml (2 c. à table) de sauce Worcestershire, autant de vinaigre et de chutney, 35 ml (2 1/2 c. à table) de ketchup et un oignon vert haché; laissez mariner 30 minutes.
- Combinez 50 ml (1/4 tasse) de jus de citron, 10 ml (2 c. à thé) d'huile, 10 ml (2 c. à thé) de moutarde préparée et laissez mariner.
- Enrobez le poulet généreusement de moutarde de Dijon et secouez-le dans un sac rempli de chapelure. Simple et étonnamment bon.

Faites cuire à découvert dans un four chauffé à 180 °C (350 °F) pendant une heure.

Servez avec des pommes de terre rôties au four (voir la recette à la page 64) cuites avec le poulet, ainsi que des courgettes et tomates sautées à l'orientale aromatisées de basilic, d'ail et de persil. Jetez un coup d'œil aux recettes de légumes simples et géniales. Servez accompagné d'une salade verte.

Le poisson fabuleux

Un plat de poisson simple et nature est un choix idéal dans un repas-santé. Vous pouvez le cuire au four, le faire griller et l'aromatiser de fines herbes, de salsas piquantes ou de jus d'agrume.

pour le gourmet pressé...

L'univers du poisson

- Allez-y à la mexicaine et nappez votre poisson de salsa.
- Pour obtenir des nuances chinoises, ajoutez du gingembre frais, de la sauce soja légère (réduite en sel) et des échalotes.
- Essayez un teriyaki japonais en faisant mariner le poisson dans un mélange de 30 ml (2 c. à table) de moutarde de Dijon, 45 ml (3 c. à table) de cassonade, 30 ml (2 c. à table) de sauce soja légère, 5 ml (1 c. à thé) d'huile de sésame et 5 ml (1 c. à thé) de graines de sésame.
- Faites mariner votre poisson 10 minutes dans une marinade commerciale ou dans une marinade que vous composerez vous-même à partir de tomates et de poivrons rouges finement hachés, de 15 ml (1 c. à table) d'huile d'olive et de la même quantité de vinaigre balsamique, et d'une pincée de basilic, séché ou frais.
- Nappez votre poisson d'une boîte de soupe réduite en sel (aux champignons ou au céleri).

Ajoutez des légumes hachés ou tranchés et faites cuire à découvert dans un four chauffé à 180 °C (350 °F) pendant 10 minutes par pouce (2,5 cm) d'épaisseur. Vous pouvez également déposer le poisson sur les légumes; dans ce cas, arrosez-le fréquemment.

Bâtonnets de poisson faibles en gras
Filets de poisson trempés deux fois
- Plongez le poisson dans un mélange de lait écrémé ou partiellement écrémé et de blanc d'œuf.
- Replongez le poisson dans de la chapelure assaisonnée de thym, de basilic ou d'aneth.
- Tapissez une plaque à pâtisserie de papier d'aluminium. Vaporisez-la d'un enduit anticollant et disposez le poisson en rangées. Faites cuire au four préchauffé à 210 °C (400 °F) pendant 10 minutes.

Les merveilles de la viande

Changez votre façon de penser par rapport à la viande : considérez-la comme un accompagnement plutôt que comme le mets principal. Choisissez les coupes maigres, enlevez l'excès de gras et faites-la mariner pour l'attendrir.

Plus loin avec moins

Rappelez-vous qu'une portion de viande doit avoir la taille d'un jeu de cartes.

Brochettes
Enfilez en alternance des cubes de viande maigre, marinée (ou de volaille), du poivron vert découpé en carrés, des tomates cerises entières, des champignons, des morceaux d'ananas ou des moitiés d'abricot. Faites griller de 3 à 5 minutes de chaque côté. Servez accompagné de riz et d'une grande salade.

Fajitas
Faites revenir la viande dans une poêle antiadhésive ou un wok dans 2 cuillerées à thé d'huile ou de bouillon. Réservez. Faites sauter des champignons et des poivrons jusqu'à ce qu'ils soient tendres. Ajoutez la viande et réchauffez le tout. Assaisonnez au goût. Mettez de la sauce hoisin sur des tortillas que vous aurez auparavant laissées environ 8 minutes dans un four chauffé à 180 °C (350 °F), enveloppées dans du papier d'aluminium. Garnissez-les de viande et de légumes, de laitue déchirée et de tomates coupées en dés. Il ne reste plus qu'à rouler les tortillas et à déguster.

Laissez les membres de votre famille y aller de leurs idées et créer leurs propres fajitas. Ainsi, garnissez-les de légumes grillés, de salsa ou de yogourt maigre; remplacez les tortillas par des pains pita, et la viande par du poulet.

Plats sautés à l'orientale
Mettez de la viande finement tranchée dans une montagne de légumes. Servez sur un lit de riz ou sur des pâtes.

Marinades
Hachez un oignon, émincez une gousse d'ail et râpez un morceau de gingembre frais. Ajoutez 30 ml (2 c. à table) de cassonade, et la même quantité de jus de citron, de ketchup, de sauce Worcestershire et d'huile; mélangez le tout dans 125 ml (1/2 tasse) de sauce soja légère. Laissez mariner la viande toute la nuit dans cette préparation. Faites cuire sur le gril ou le barbecue de 3 à 5 minutes des deux côtés. Tranchez finement en diagonale.

Les soupes repas

La soupe peut être faible en calories, riche en fibres alimentaires et chargée d'éléments nutritifs. Vous voulez des exemples ?

La soupe comme base

Recouvrez des morceaux de poulet d'eau froide. Prenez des poitrines si vous voulez manger la chair, ou des abats et des cous si vous ne recherchez que la saveur. Portez à ébullition et écumez. Ajoutez des légumes tranchés: oignons, carottes, branches de céleri avec les feuilles, une tomate sans la peau et un panais. Aromatisez de 2 ml (1/2 c. à thé) de thym, d'une feuille de laurier, de quatre gousses d'ail et de six grains de poivre; salez et poivrez au goût. Laissez mijoter environ 2 heures. Gardez toute la nuit au réfrigérateur et enlevez ensuite le gras qui se sera figé en surface.

Préparez la soupe en grande quantité et consommez-la de bien des façons : telle quelle, avec des pâtes ajoutées, du macaroni, du riz. Passez-la au tamis et concentrez-la pour obtenir un bouillon de poulet pratique en cuisine.

Servez avec des petits pains complets et une salade verte. Un fruit frais met une note finale agréable.

Soupe aux haricots et à l'orge

Nous détenons tous de nos mères une recette qui nous tient particulièrement à cœur. Voici la mienne.

Portez 4 litres de bouillon à ébullition. Ajoutez 250 ml (1 tasse) d'orge, lavé et égoutté ainsi que 250 ml (1 tasse) de haricots de Lima. Ajoutez du céleri, de l'oignon et des carottes hachés. Assaisonnez d'une pincée de thym, de basilic et de poivre moulu.

Faites cuire à feu doux jusqu'à ce que les haricots soient tendres, ce qui devrait prendre de 1 à 1 1/2 heure. Si la soupe est trop épaisse, ajoutez de l'eau.

Pour une délicieuse soupe aux pois végétarienne, remplacez les haricots et l'orge par 500 ml (2 tasses) de pois cassés verts secs.

Servez la soupe accompagnée de petits pains de blé entier bien chauds et d'une salade verte. Enchantez votre famille en offrant comme dessert des pommes au four nappées de yogourt.

Merveilleux minestrone italien

Jetez un tas de légumes de saison dans un bouillon frémissant. Commencez par ceux qui exigent la cuisson la plus longue: pommes de terre, carottes, oignons. Vers la fin, mettez ceux qui cuisent le plus rapidement : poireaux, haricots verts et courgettes. Enrichissez la soupe de pâtes, de haricots ou de riz. N'hésitez pas à utiliser votre casserole la plus grande. Un minestrone est encore meilleur réchauffé. De plus, il se laisse facilement congeler.

Quelques trucs sur les soupes

- Vous pouvez omettre l'huile, le beurre ou la margarine, même si une recette l'exige. Faites l'expérience et voyez si vous remarquez la différence.

- Même en observant la philosophie Cœur atout vous pouvez déguster des soupes crémeuses et onctueuses. Épaississez la soupe avec des pommes de terre, des haricots, des pâtes, du riz ou des légumes réduits en purée ou du lait écrémé ou partiellement écrémé.

- Vous pouvez facilement fabriquer votre propre bouillon et contrôler sa teneur en sel et en matières grasses. Pour préparer des cubes de bouillon pratiques en cuisine, portez à ébullition le bouillon et laissez réduire. Filtrez et congelez-le dans des bacs à glaçons.

Le bouillon en boîte peut contenir du gras et du sel.

- Pour retirer le gras, réfrigérez la boîte ; les matières grasses se figeront à la surface du métal. Recherchez les variétés réduites en sel.

Les joies de la Pizza

Gardez dans la cuisine les ingrédients de base pour une pizza. Vous serez ainsi toujours en mesure d'en composer une en moins de temps qu'il ne faut pour la commander. Cette façon de faire est beaucoup plus économique aussi. Réduisez la quantité de gras en prenant de la mozzarella réduite en gras, des viandes maigres et en utilisant comme base une pâte faible en matières grasses. Variez les garnitures et faites une bonne place aux légumes.

Pizza appétissante

Prenez comme base un pain pita ou une croûte à pizza de blé entier. Choisissez des pains pita miniatures et laissez les membres de votre famille élaborer leurs propres créations. Badigeonnez de sauce tomate commerciale ou maison (voir à la page 43). Garnissez de légumes — toutes les combinaisons sont permises : tomates tranchées, champignons, poivrons, cœurs d'artichaut, bouquets de brocoli, tomates séchées au soleil, légumes rôtis (voir à la page 63). Relevez le tout de quelques olives hachées, de câpres ou d'anchois.

Parsemez légèrement de mozzarella réduite en matières grasses.

Ajoutez du poivre fraîchement moulu et quelques brins de basilic ou de romarin séché. Faites cuire la pizza dans un four très chaud pendant 10 minutes. Accompagnez-la d'une belle grosse salade verte.

FIN

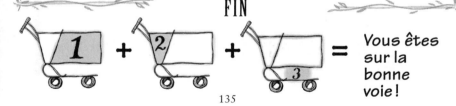

1 + **2** + **3** = Vous êtes sur la bonne voie !

La place des aliments dans la nutrition

GUIDE ALIMENTAIRE CANADIEN POUR MANGER SAINEMENT	PRODUITS CÉRÉALIERS	LÉGUMES ET FRUITS	PRODUITS LAITIERS	VIANDE ET SUBSTITUTS
PROTÉINES	Protéines	—	Protéines	Protéines
MATIÈRES GRASSES	—	—	Matières grasses	Matières grasses
GLUCIDES	Glucides	Glucides	Glucides	—
FIBRES	Fibres	Fibres	—	—
VITAMINES				
Thiamine	Thiamine	Thiamine	—	Thiamine
Riboflavine	Riboflavine	—	Riboflavine	Riboflavine
Niacine	Niacine	—	—	Niacine
Acide folique	Acide folique	Acide folique	—	Acide folique
Vitamine B_{12}	—	—	Vitamine B_{12}	Vitamine B_{12}
Vitamine C	—	Vitamine C	—	—
Vitamine A	—	Vitamine A	Vitamine A	—
Vitamine D	—	—	Vitamine D	—
Calcium	—	—	Calcium	—
MINÉRAUX				
Fer	Fer	Fer	—	Fer
Zinc	Zinc	—	Zinc	Zinc
Magnésium	Magnésium	Magnésium	Magnésium	Magnésium

Source: Pour mieux se servir du Guide alimentaire, Santé et Bien-être social Canada, 1992

Les quatre étapes du calcul de votre budget gras

Voici une méthode pour évaluer vos besoins en matières grasses, en fonction de votre poids-santé et de votre niveau d'activité physique.

1. Déterminez votre poids-santé le plus faible à partir du graphique de l'indice de masse corporelle (voir ci-dessous). Poids corporel idéal = _____ kg

2. Calculez le nombre de calories dont vous avez besoin en multipliant votre poids-santé par votre facteur d'activité.
Si vous êtes sédentaire, multipliez votre poids-santé par 30.
Si vous êtes modérément actif, multipliez votre poids-santé par 35.
Si vous êtes très actif, multipliez votre poids-santé par 40.
Poids-santé _____ kg X _____ = _____ calories

3. Calculez votre budget gras exprimé en cuillerées à thé.
Divisez le nombre de calories nécessaires quotidiennement obtenu à l'étape 2 par 30.
_____ calories ÷ 30 = _____ grammes de matières grasses.

4. Calculez votre budget gras exprimé en grammes.
Divisez votre budget gras exprimé en grammes obtenu à l'étape 3 par 5.
_____ grammes de matières grasses ÷ 5 = _____ cuillerées de matières grasses.

Votre budget gras est donc de _____ cuillerées à thé par jour.

Tableau des indices de masse corporelle

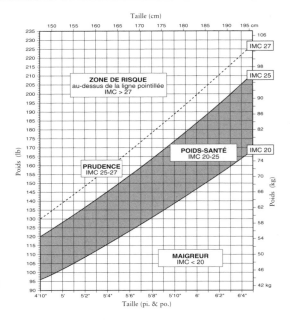

Source:
Nutrition Services,
Ottawa–Carleton Health
Department, 1987

Les matières grasses et la santé du cœur

GRAS SATURÉS : Les gras saturés ont tendance à élever les concentrations de cholestérol sanguin. À température ambiante, ils sont habituellement solides.

Principales sources : viande, volaille, produits laitiers (sauf les produits à base de lait écrémé), beurre, saindoux, huiles tropicales (palme, palmiste et noix de coco) qu'on trouve dans les pâtisseries et autres aliments traités.

GRAS MONOINSATURÉS : Les gras monoinsaturés contribuent à abaisser les concentrations de cholestérol sanguin. Ils sont habituellement liquides à température ambiante.

Principales sources : huile d'olive, huile de colza, avocat, olives, noix.

GRAS POLYINSATURÉS : Ils contribuent à abaisser les concentrations de cholestérol sanguin. Habituellement liquides à température ambiante, ils contiennent des acides gras essentiels que l'organisme ne peut synthétiser.

Principales sources : huiles végétales (huiles de carthame, de tournesol, de maïs, de soja ainsi que la plupart de huiles de noix), les noix et le poisson.

ACIDES GRAS OMÉGA 3 : Il s'agit d'un sous-groupe de gras polyinsaturés. Ils contribuent peut-être à abaisser le risque de maladies cardiaques et d'accidents vasculaires cérébraux en ralentissant la coagulation du sang et en limitant la facilité avec laquelle les plaquettes s'agglomèrent.

Principales sources : poissons gras comme le saumon, la truite et le maquereau ; huile de colza, de soja et de lin.

HYDROGÉNATION : Processus par lequel on solidifie les huiles végétales liquides par l'ajout d'hydrogène. Le solide obtenu est un gras plus saturé qui se conserve plus longuement.

Principales sources : shortening végétal et autres aliments fabriqués à partir de shortening comme les biscuits, les craquelins, les croustilles et autres aliments emballés, certains beurres d'arachide et de nombreuses margarines (mais pas toutes).

ACIDE GRAS TRANS : Les acides gras trans sont créés pendant le processus d'hydrogénation. On a démontré qu'ils élèvent les concentrations de cholestérol sanguin. Sur le plan scientifique, il s'agit de gras insaturés, mais qui ont les effets des gras saturés.

Principales sources : shortening végétal et autres aliments fabriqués à partir de shortening comme les biscuits, les craquelins, les croustilles et autres aliments emballés, certains beurres d'arachide et de nombreuses margarines (mais pas toutes).

Calcul du pourcentage de matières grasses dans les aliments

Pour calculer le nombre de calories provenant des matières grasses :

1. Multipliez le nombre de grammes de matières grasses par 9 (1 gramme = 9 calories) — ainsi, si une portion d'un aliment donné contient 5 grammes de matières grasses, 45 des calories apportées par cette portion proviendront donc des matières grasses.
2. Divisez le résultat obtenu par le nombre total de calories qu'apporte la portion. Si ce nombre est de 90, alors 45 ÷90 = 0,5 calorie provient des matières grasses.
3. Pour obtenir le pourcentage, multipliez le nombre par 100 : 0,5 x 100 = 50 % des calories proviennent des matières grasses.

Rappelez-vous que :

1. La valeur de 30 % s'applique à l'ensemble de votre régime alimentaire, c'est-à-dire à ce que vous mangez en une journée ou une semaine. Vous n'avez pas à faire ce calcul pour chaque aliment pris isolément.
2. Le pourcentage de calories provenant des matières grasses ne sera pas trop élevé si vous consommez les aliments gras très rarement ou si vous n'en mangez pas beaucoup.
3. Le pourcentage de calories provenant des matières grasses ne sera pas très élevé si l'aliment est faible en matières grasses.

Sources de cholestérol

Santé et Bien-être social Canada, dans ses Recommandations alimentaires de 1990, laisse entendre qu'une baisse de la consommation de cholestérol de 300 mg/jour ou moins réduirait à la longue la mortalité associée aux maladies coronariennes.

Voici quelques sources courantes de cholestérol alimentaire. Rappelez-vous que le cholestérol ne se rencontre que dans les aliments d'origine animale, y compris le poisson.

mg cholestérol	quantité	
70-120	100 g (3,5 oz)	la plupart des coupes de bœuf, porc et agneau
75-100	"	volaille
432	"	œufs (deux gros)

415	"	foie de bœuf
631	"	foie de poulet
344	"	rognons
53	"	palourdes
48	"	pétoncles
45	"	huîtres
87	"	crabe
78	"	homard
125-160	100 g (3 1/2 oz) crevettes	
10	250 ml (1 tasse) lait à 1 %	
35	250 ml (1 tasse) lait entier	
31	15 ml (1 c. à table) beurre	
47	45g (1,5 oz) cheddar	

Allégations de l'industrie alimentaire

Les consommateurs sont protégés par des lois. Au moment où nous allons sous presse, Santé et Bien-être Canada en est à revoir les règlements, mais d'ici l'annonce de changements éventuels, les définitions suivantes ont cours.

1. Allégations portant sur les calories

Ce qui est dit	Ce que cela signifie
Réduit en calories	Contient 5 0% moins de calories que le même aliment ne portant pas cette mention
Faible en calories	Contient 15 calories ou moins par portion. Contient moins de calories qu'un aliment réduit en calories, mais plus qu'un aliment sans calories
Sans calories	Ne contient pas plus d'une calorie aux 100 g
Source d'énergie	Contient au moins 100 calories par portion (consultez l'étiquette pour connaître la taille de la portion)

2. Allégations portant sur les matières grasses

Ce qui est dit	Ce que cela signifie
Faible teneur en matières grasses	Pas plus de 3 g de matières grasses par portion

Sans gras	Pas plus de 0,5 g de matières grasses aux 100 g (Approuvé par Santé et Bien-être social Canada, mai 1997)
Réduit en gras	Doit contenir au moins 25% moins de gras et au moins 1,5 g moins de gras par portion que le produit ordinaire
Faible en cholestérol	Pas plus de 20 mg de cholestérol par portion et aux 100 g
Sans cholestérol	Pas plus de 3 mg de cholestérol par portion

3. Allégations portant sur les sucres

Ce qui est dit	Ce que cela signifie
Faible teneur en sucre	Ne contient pas plus de 2 g de sucre par portion
Sans sucre ajouté ou non sucré	N'a pas reçu de sucre en cours de transformation; peut toutefois contenir son sucre naturel
Sans sucre	Ne contient pas plus de 0,25 g de sucre aux 100 g et pas plus de 1 calorie aux 100 g

4. Allégations portant sur les fibres alimentaires

Ce qui est dit	Ce que cela signifie
Source de fibres alimentaires	Au moins 2 g de fibres alimentaires par portion
Source élevée de fibres	Au moins 4 g de fibres alimentaires par portion
Source très élevée de fibres	Au moins 6 g de fibres alimentaires par portion

5. Allégations portant sur le sel et le sodium

Ce qui est dit	Ce que cela signifie
Faible teneur en sodium ou en sel	Contient 50 % moins de sodium que le produit ordinaire et pas plus de 40 mg de sodium aux 100 g (Exceptions: Le cheddar peut contenir jusqu'à 50 mg de sodium aux 100 g. La viande, la volaille et le poisson peuvent contenir jusqu'à 80 mg de sodium aux 100 g.)
Sans sel ajouté ou non salé	Aucun sel n'a été ajouté à l'aliment et aucun de ses ingrédients ne contient beaucoup de sel
Sans sel ou sans sodium	Pas plus de 5 mg de sodium aux 100 g

Les sources de fibres alimentaires

Sources très élevées

Plus de 6 g par portion

75 ml (1/3 tasse)	certaines céréales au son (lisez les étiquettes)
125 ml (1/2 tasse)	haricots au four en sauce tomate
125 ml (1/2 tasse)	haricots rouges

Sources élevées

Plus de 4 g par portion

150 ml (2/3 tasse)	certaines céréales au son (lisez les étiquettes)
50 ml (1/4 tasse)	son de blé à 100 %
125 ml (1/2 tasse)	pois secs, haricots de Lima, petits haricots blancs
250 ml (1 tasse)	riz sauvage

Sources moyennes

Plus de 2 g par portion

125 ml (1/2 tasse)	certaines céréales au son (lisez les étiquettes)
50 ml (1/4 tasse)	germe de blé
2 tranches	pain de blé entier
125 ml (1/2 tasse)	lentilles
250 ml (1 tasse)	riz brun
125 ml (1/2 tasse)	maïs, pois, épinards, choux de Bruxelles
1	pomme de terre de taille moyenne avec la peau
125 ml (1/2 tasse)	petits fruits et cantaloup
1/2	poire de taille moyenne
1	pomme, banane, orange, brocoli, carotte de taille moyenne
2	prunes
45 ml (3 c. à table)	raisins secs

Des livres Au goût du cœur
de la Fondation des maladies du cœur du Canada

Bonne table et bon cœur, Anne Lindsay, Éditions de l'Homme

Au goût du cœur, Anne Lindsay, Éditions du Trécarré

Cœur atout, simple comme tout, Bonnie Stern, Éditions du Trécarré

Nouvelles saveurs au goût du cœur, Bonnie Stern, Éditions du Trécarré

Cuisine chinoise au goût du cœur, Stephen Wong, Éditions du Trécarré

Nutrition et hockey, Marcel Boucher, Éditions du Trécarré

Index

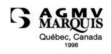

AGMV
MARQUIS
Québec, Canada
1998